SVEN BACH · PATRICK KÖNIG · MICHAEL KÖNIG

Der Gesundheitskurs: Arthrose

Das Übungsprogramm für mehr Beweglichkeit
Die richtige Ernährung gegen Entzündungen

2. Auflage

humboldt

VORWORT

Liebe Leserin, lieber Leser,

unsere Gelenke sind empfindliche Strukturen, denen im Laufe unseres Lebens einiges abverlangt wird. Wenn wir schließlich Schmerzen bekommen und eine Arthrose diagnostiziert wird, sind wir zunächst einmal ratlos: Was haben wir falsch gemacht, was können wir dagegen tun?

Die Antwort ist einfach: Die Diagnose „Arthrose" ist nicht entscheidend, sondern Ihr Wille, etwas zu verändern – das ist unsere Überzeugung und das erleben wir täglich in unserer Praxis. Die beiden Grundpfeiler dieser Veränderung sind eine arthrosegerechte Ernährung und die richtige Bewegung: Eine optimale Nährstoffversorgung bildet die Grundlage für ein gutes Funktionieren des Körpers, nicht nur der Gelenke. Und die richtige sportliche Betätigung kann wahre Wunder bewirken: Sie kann nicht nur vorbeugen, sondern richtig angewandt sogar heilen.

Sven Bach: *„Als Diätassistent behandle ich in meiner Praxis sehr viele Patienten, die nicht nur unter Übergewicht leiden, sondern auch noch unter Arthrose. Die meisten haben von entzündungsfördernden Lebensmitteln wenig gehört. Dass Schweinefleisch nicht ideal im Speiseplan ist, wissen einige, aber dass auch pflanzliche Öle wie z. B. Sonnenblumenöl ein Problem darstellen, ist fast niemandem bekannt. In meiner Praxis habe ich die Möglichkeit, individuell zu beraten. In unserem Ratgeber habe ich versucht, diese Individualität durch die strukturierten Pläne darzustellen. Sie haben somit die Möglichkeit, Ihren individuellen Plan für eine Schmerz- und Gewichtsreduktion selbst zu erstellen."*

Patrick und Michael König: *„Starke Muskeln bewirken eine höhere Gelenkstabilität, was wiederum zu einer besseren Druckverteilung im Gelenk führt und Schmerzen lindert. Natürlich wollen wir aus Ihnen keinen Leistungssportler machen. Unser Ziel ist es, aus Ihnen einen glücklicheren Menschen zu machen, weil Sie sich wieder besser bewegen können und auch Spaß daran haben. Als Physiotherapeuten haben wir es ständig mit Erkrankungen der Gelenke zu tun. Aus unserer Praxiserfahrung heraus ist es uns gelungen, ein in unseren Augen optimales Konzept zu entwickeln, mit dem Arthrosepatienten gezielt und erfolgreich behandelt werden können."*

Wir möchten Sie dabei unterstützen, Ihre Arthrose aktiv zu behandeln, und möchten Ihnen Mut machen, Ihrer Arthrose den Kampf anzusagen. Sie werden sehen: Für Ihren Einsatz werden Sie mit mehr Schmerzfreiheit und Lebensqualität belohnt.

Alles Gute – und los geht es!

Ihr Expertenteam
Sven Bach
Patrick König
Michael König

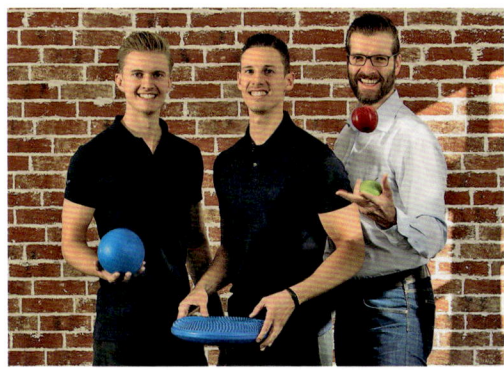

Michael König, Patrick König, Sven Bach

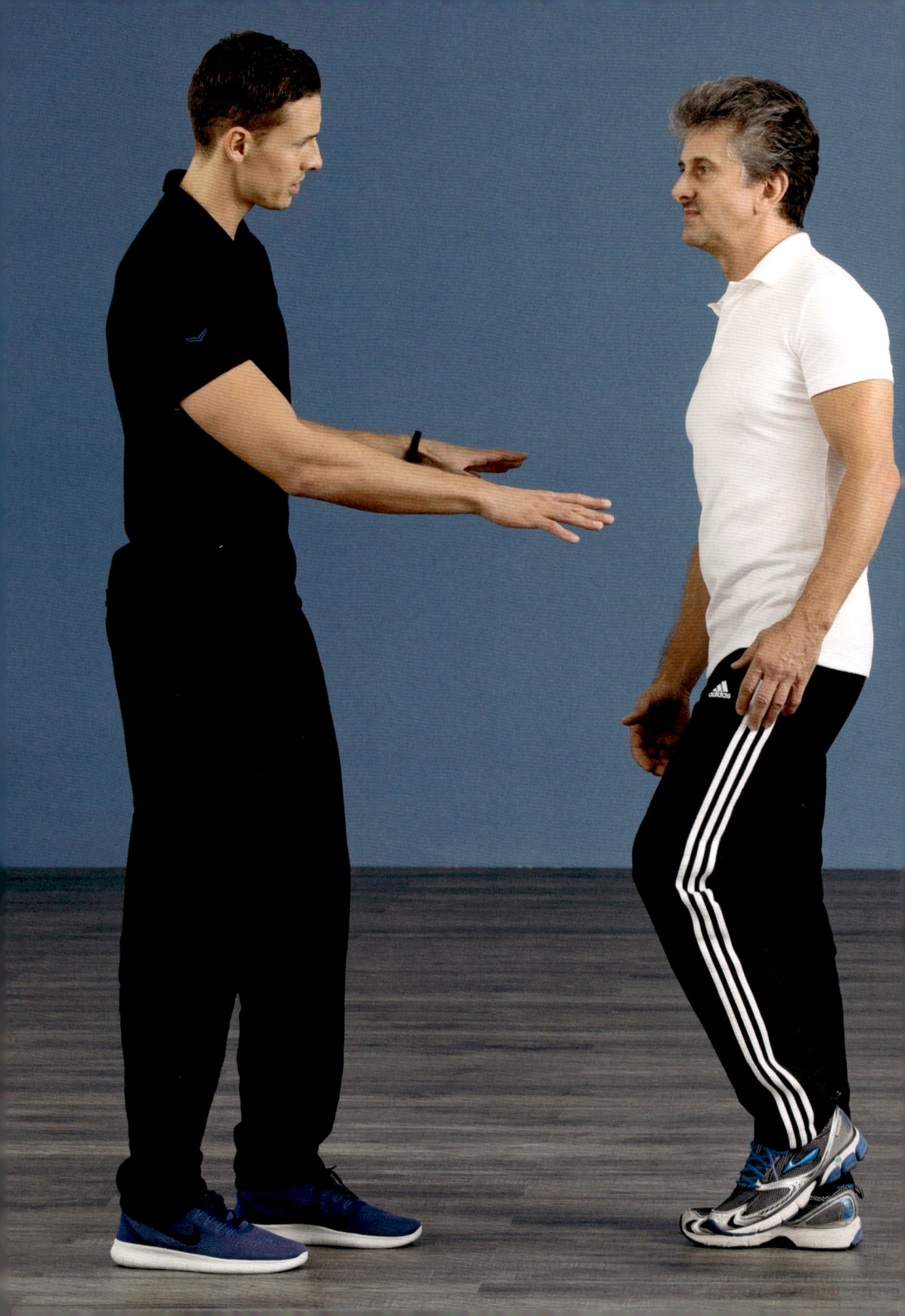

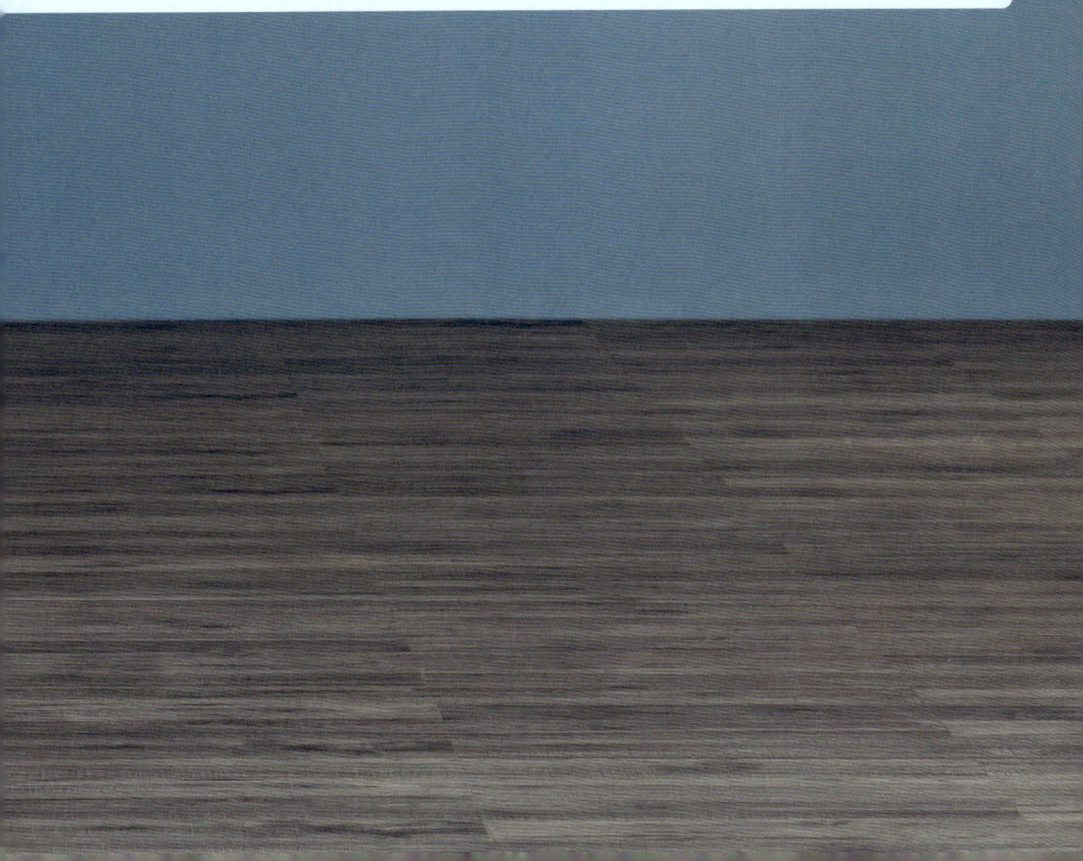

ARTHROSE – WICHTIG ZU WISSEN

Unsere Gelenke sind täglich im Einsatz. Wir brauchen sie und möchten, dass sie lange gesund bleiben. In diesem Kapitel erklären wir Ihnen, wie unsere Gelenke überhaupt funktionieren und was sie benötigen, um intakt zu bleiben. Sie erfahren, wie eine Arthrose festgestellt wird und welche vielfältigen Möglichkeiten es gibt, sie richtig zu behandeln.

Das gesunde Gelenk

Damit Sie besser verstehen, wie eine Arthrose entsteht, möchten wir Ihnen erst einmal Aufbau und Funktion des gesunden Gelenks darstellen.

Mehr oder weniger bewusst bewegen wir uns den ganzen Tag: Wir drehen uns, strecken uns, wir greifen, laufen, gehen oder springen – und das unzählige Male. Unsere Beweglichkeit verdanken wir unseren Gelenken, den beweglichen Verbindungsstücken zwischen den Knochenenden. Die erfüllen drei wichtige Aufgaben:

> **!**
>
> Gelenke sind die beweglichen Verbindungsstücke zwischen den Knochenenden.

- Ohne Gelenke ist keine Bewegung möglich. Verantwortlich für die Beweglichkeit unserer Gelenke ist die Gelenkschmiere, ein Flüssigkeitsfilm, der von der inneren Gelenkschleimhaut gebildet wird.
- Gelenke federn harte Bewegungen ab. Das gelingt ihnen dank des Gelenkknorpels, das ist sozusagen der „Stoßdämpfer" in den Gelenken. Dabei handelt es sich um einen glatten, elastischen Überzug, der das Gelenk schützt und für einen reibungslosen Ablauf der Bewegung sorgt.
- Gelenke geben uns Halt. Spezielle Strukturen im Gelenk können bestimmte Bewegungen erlauben, andere Bewegungen dagegen verhindern. So sind unsere Gelenke gegen falsche Bewegungen geschützt.

Die meisten Gelenke bestehen aus einem Gelenkkopf und einer Gelenkpfanne. Beide passen ineinander wie der Schlüssel in das Schloss. Manche Gelenke wie das Kniegelenk verfügen zusätzlich über eine Gelenkzwischenscheibe, den Meniskus. Die Stabilität der Gelenke wird durch Bänder, Sehnen und Muskeln gewährleistet. Jedes Gelenk ist von einer Kapsel umgeben, die das Gelenk vor falschen Bewegungen schützt und an der die Bänder befestigt sind.

Ein wichtiger Teil des Gelenks ist die Knorpelschicht, mit der Gelenkkopf und -pfanne ausgekleidet sind. Diese Schicht ist zwischen 0,5 und 5 mm dick und besteht aus einem besonderen Gewebe mit fester, glatter und elastischer Struktur. Als Puffer ermöglicht sie eine schmerzfreie und reibungsarme Beweglichkeit der Gelenke und federt die bei jeder Bewegung auftretende Belastung ab.

Für die Gleitfähigkeit des Knorpels sorgt die Gelenkflüssigkeit, auch Synovialflüssigkeit genannt. Sie liefert dem Gelenkknorpel alle wichtigen Nährstoffe. Gebildet wird die Gelenkflüssigkeit bei

> **!**
> Die Knorpelschicht unseres Gelenks ermöglicht uns eine reibungsarme Beweglichkeit.

So sieht ein gesundes Kniegelenk aus.

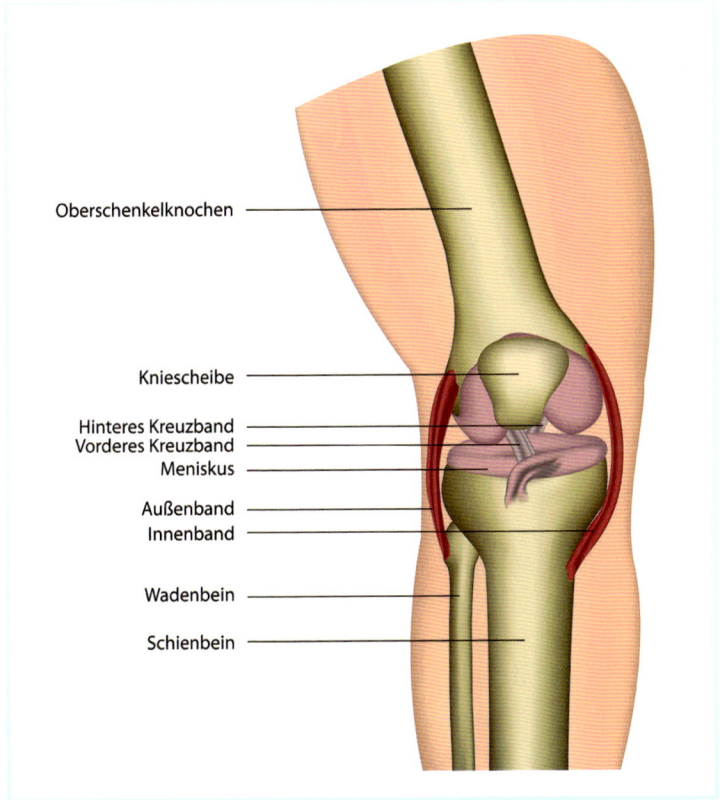

- Oberschenkelknochen
- Kniescheibe
- Hinteres Kreuzband
- Vorderes Kreuzband
- Meniskus
- Außenband
- Innenband
- Wadenbein
- Schienbein

der Bewegung des Gelenks, was bedeutet: Ohne regelmäßige Bewegung gibt es keinen Nachschub. Die Knorpelschicht kann sich also nicht selbst ernähren, da sie weder von Gefäßen noch von Nerven durchzogen ist.

Ein gesundes Gelenk schmiert sich selbst. Dazu saugt sich der Gelenkknorpel bei Entlastung ähnlich wie ein Schwamm mit der Gelenkflüssigkeit voll. Unter Belastung wird diese Flüssigkeit wieder aus dem Gelenkknorpel herausgepresst, und zwar am stärksten dort, wo die höchste Belastung vorliegt. Bei diesem Vorgang entsteht ein Gleitfilm, der die Gelenkflüssigkeit und die Gelenkteile voneinander trennt.

!

Ein gesundes Gelenk schmiert sich selbst.

Die verschiedenen Gelenktypen

Abhängig davon, welche Funktion sie erfüllen, sind unsere Gelenke unterschiedlich aufgebaut. Verschiedene Bewegungsachsen ermöglichen verschiedene Bewegungen. So erlauben Scharniergelenke Bewegungen um eine Achse, ganz so wie Scharniere an Türen. Kugelgelenke besitzen eine deutlich größere Beweglichkeit, denn mit ihnen ist eine Bewegung um drei Achsen möglich.

Das Kugelgelenk Das Kugelgelenk ist das beweglichste Gelenk. Es besitzt einen kugelförmigen Gelenkkopf und eine hohle kugelförmige Gelenkpfanne. Aufgrund dieses Aufbaus werden Bewegungen in sechs verschiedene Richtungen ermöglicht. Ein Beispiel dafür ist das Hüftgelenk: Wir können unsere Beine nach vorn und hinten sowie nach rechts und links bewegen, wir können sie außerdem nach innen und außen drehen. Auch bei der Schulter handelt es sich um ein Kugelgelenk.

Das Eigelenk Es besteht aus einem eiförmigen Gelenkkopf und einer hohlen eiförmigen Gelenkpfanne. Mit einem Eigelenk kann man Beuge- und Streckbewegungen und Bewegungen von einer Seite zur anderen ausführen. Ein Beispiel für ein Eigelenk ist das Handgelenk: Unsere Hand kann man beugen und stre-

Die verschiedenen
Gelenkformen.

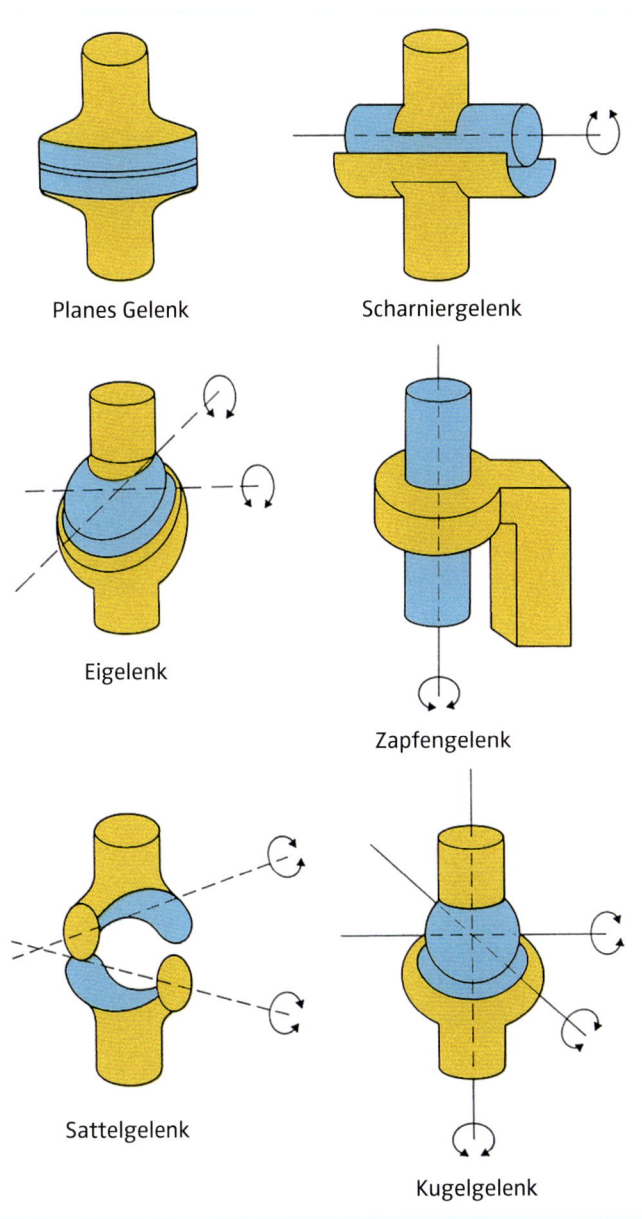

Planes Gelenk

Scharniergelenk

Eigelenk

Zapfengelenk

Sattelgelenk

Kugelgelenk

cken, sie lässt sich nach rechts oder links bewegen und auch drehen.

Das Sattelgelenk   Bei diesem Gelenk ähneln sich die beiden Gelenkteile, sie liegen nur versetzt aufeinander. Beide Teile sehen aus wie ein Sattel, der vorn und hinten nach oben ragt und in der Mitte eine Vertiefung hat. Der Daumen ist mit einem Sattelgelenk mit der Hand verbunden: Mit dem Daumen kann man Vor- und Rückwärtsbewegungen sowie Bewegungen von einer Seite zur anderen durchführen.

Das Scharniergelenk   Das Scharniergelenk arbeitet nur in einer Achse, es ermöglicht lediglich Bewegungen nach vorn und hinten. Das Ellenbogengelenk ist ein Scharniergelenk, denn der Unterarm lässt sich nur beugen und strecken. Das größte Scharniergelenk ist das Knie.

Das Zapfengelenk   Auch ein Zapfengelenk funktioniert einachsig, das heißt, es ist nur eine Drehbewegung – Einwärts- oder Auswärtsbewegung – möglich. Das beste Beispiel für ein Zapfengelenk befindet sich am Ellbogen zwischen Speiche und Elle.

Die Ursachen der Arthrose

!

Den Verschleiß der Gelenke bezeichnet man als Arthrose.

Eine Arthrose bezeichnet den fortschreitenden Verschleiß der Gelenke. Sie beginnt mit einem schleichenden und manchmal auch sehr schmerzhaften Abbau des Gelenkknorpels. Danach finden im angrenzenden Knochen Umbauprozesse statt, bei denen die Gelenkfläche nach und nach zerstört wird. In fortgeschrittenen Stadien treten Veränderungen im Bereich des gelenknahen Knochens, der Gelenkschleimhaut, der Gelenkkapsel sowie der gelenkumspannenden Muskulatur auf. Schließlich kann die Arthrose in der Zerstörung des gesamten Gelenkapparates enden. Damit verbunden sind sehr starke Schmerzen und Gelenkunbeweglichkeit.

Als häufigste Ursache für die Entstehung einer Arthrose gilt der natürliche Verschleiß bedingt durch Lebensalter, Übergewicht, dauerhafte Fehlhaltungen und Unfälle. Ob und wann eine Arthrose als Folge des ganz normalen Alterungsprozesses auftreten wird, kann man nicht vorhersagen. Klinische Untersuchungen haben aber gezeigt, dass starkes Übergewicht die Entstehung einer Arthrose fördern kann. Außerdem können Fehlhaltungen wie X- oder O-Beine zu einer Arthrose der betroffenen Gelenke führen. Bei einer solchen Fehlstellung wird das gesamte Gelenk nicht gleichmäßig belastet, stattdessen verteilt sich das Gewicht entweder nur auf die innere oder die äußere Seite des Kniegelenks. Da Elastizität und Stabilität dieser seitlichen Gelenkstrukturen geringer sind als die des Mittelteils, sind sie für eine Arthrose deutlich anfälliger.

> **!**
>
> Eine Arthrose ist oft die Folge des ganz normalen Alterungsprozesses.

Auch Unfälle gelten als Risikofaktor – bei rund einem Drittel aller Patienten ist die Arthrose Spätfolge eines Unfalls. Meniskus- und Kreuzbandverletzungen des Knies stellen beispielsweise ein großes Risiko für die Entstehung einer Arthrose dar. Sie verringern die Stabilität des Kniegelenks und begünstigen so eine frühzeitige Gelenkabnutzung. Wenn Sie solche Verletzungen haben, sollten Sie Ihre Gelenke vor starken Über- und Fehlbelastungen schützen.

Außerdem können Knochenbrüche, bei denen die Gelenkflächen beteiligt waren, zu einer Arthrose führen. Entzündungen im Gelenk sind ebenfalls Risikofaktoren, denn sie können den Gelenkknorpel relativ schnell zerstören. Solche Entzündungen entstehen meistens, wenn Bakterien von außen in das Gelenk gelangen. Dies passiert beispielsweise bei Spritzen in das Gelenk, bei Gelenkspiegelungen oder Operationen.

Ein weiterer Faktor, der die Entstehung einer Arthrose fördern kann, ist mangelnde Bewegung. Sie führt dazu, dass nicht ausreichend Gelenkflüssigkeit gebildet wird. Fehlt die Bewegung, geht die Produktion der für die Funktion des Gelenks unentbehrlichen

Gelenkflüssigkeit zurück, und der Gelenkknorpel wird nicht mehr genügend mit Nährstoffen versorgt.

Ebenso kann sich eine Arthrose entwickeln, wenn die Gelenke, beispielsweise durch schweren körperlichen Einsatz im Beruf oder durch Extrem- oder Leistungssport, zu stark belastet werden. Ein bekanntes Beispiel hierfür ist der Fliesenleger: In dieser Berufsgruppe werden aufgrund der knienden Tätigkeit deutlich mehr Fälle einer Kniearthrose registriert als in anderen Berufen.

Als weitere Auslöser kommen Hormon- und Stoffwechselstörungen wie Gicht, Diabetes mellitus, eine Über- oder Unterfunktion der Schilddrüse oder die nachlassende Produktion der weiblichen Sexualhormone in den Wechseljahren in Betracht.

So unterschiedlich diese Faktoren auch sind, eines haben sie doch gemeinsam: Sie beeinflussen nicht nur die mechanischen Abläufe im Gelenk, sondern wirken sich auch negativ auf den Stoffwechsel des Gelenkknorpels aus.

Typische Beschwerden

Zu Beginn der Erkrankung ist ausschließlich der Gelenkknorpel vom Verschleiß betroffen, doch im Laufe der Zeit breitet sich die Arthrose auf alle am Gelenkaufbau beteiligten Strukturen aus. So lässt sich auch erklären, dass Sie anfangs keine oder kaum Schmerzen gespürt haben und die Gelenke voll belasten konnten. Dies liegt daran, dass das zu Beginn der Erkrankung geschädigte Knorpelgewebe weder von Nerven noch von Blutgefäßen durchzogen ist, also auch nicht schmerzempfindlich ist. Das ändert sich jedoch im weiteren Verlauf der Arthrose. Zum Teil heftige Schmerzen sind dann leider oft an der Tagesordnung. Betroffene berichten von Anlaufschmerzen, also Schmerzen, die morgens nach dem Aufstehen oder nach längerem Liegen oder Sitzen zu Beginn einer Bewegung auftreten. Diese Phase kann sich über mehrere Jahre hinziehen.

!

Eine Arthrose entwickelt sich schleichend – oft über Jahre hinweg.

Wenn keine Behandlung stattfindet, kommen im weiteren Verlauf Muskelverspannungen und Bewegungseinschränkungen sowie Schmerzen dazu, die dann auch im Ruhezustand auftreten. Das Gelenk wird zunehmend unbeweglicher und steifer. Auch eine Entzündung des betroffenen Gelenks, verbunden mit einer Schwellung, kann im fortgeschrittenen Stadium hinzukommen, das nennt der Arzt dann aktivierte Arthrose. Mit zunehmender Arthrose wird die Bewegungsfreiheit des Gelenks immer weiter eingeschränkt. Letztendlich kommt es zu Verformung, Zerstörung und Versteifung des Gelenks. Vor allem beim Kniegelenk lässt die Stabilität nach und es können sich X- oder O-Beine bilden.

Die Beschwerden bei einer Arthrose auf einen Blick
• Belastungsschmerzen
• Anlaufschmerzen
• Morgensteifigkeit
• Knirschen im Gelenk
• Ruheschmerzen im fortgeschrittenen Stadium
• verspannte Muskeln und Sehnen
• eingeschränkte Beweglichkeit
• Schonhaltung
• Gelenkentzündungen (aktivierte Arthrose)
• Gelenkerguss (vor allem bei Kniearthrose)
• Gelenkschwellungen
• Muskelschwäche
• Instabilität des Gelenks mit eventuellen Fehlstellungen

So wird eine Arthrose festgestellt

Die meisten Arthrose-Patienten suchen leider erst dann einen Arzt auf, wenn Beschwerden oder Beeinträchtigungen aufgetreten sind, das heißt in einem fortgeschrittenen Erkrankungsstadium. Erste Hinweise für die richtige Diagnose liefern dem Arzt dann die typischen Beschwerden. Weitere Anhaltspunkte sind das Aussehen der arthrotischen Gelenke, beispielsweise Schwellungen, Bewegungseinschränkungen, Schmerzen, eine veränderte Gelenkstabilität, aber auch Hautveränderungen und schmerzempfindliche Druckpunkte. Vor allem bei einer Arthrose des Knie- oder Hüftgelenks ist das Gangbild sehr aussagekräftig.

Das ausführliche Gespräch

!

Am Anfang der Diagnose steht die Anamnese.

Jede Diagnose beginnt mit einem ausführlichen Interview, bei dem der Arzt unter anderem Ihre Krankenvorgeschichte sowie Ihre Lebens- und Ernährungsweise erfragt. Dazu gehören Fragen nach der körperlichen Fitness sowie nach Unfällen oder Sportverletzungen. Wenn Sie übergewichtig sind, wird Ihr Arzt Sie darauf ansprechen. Sie werden außerdem zu ähnlichen Krankheitsverläufen in der näheren Verwandtschaft, zur derzeitigen Medikamenteneinnahme, der maximalen Gehstrecke, der beruflichen Belastung und Sportarten, die Sie eventuell ausüben, befragt.

Wichtig für Ihren Arzt ist auch eine genaue Beschreibung des Schmerzes. Dazu gehören Fragen nach der Art, der Dauer und der Intensität. Im Anschluss an die Anamnese folgt eine ausführliche Beratung. Dabei stehen folgende Themen im Mittelpunkt:

- Wie verläuft die Erkrankung?
- Wie sollen Sie sich in Zukunft im Alltag verhalten?
- Welchen Einfluss haben die verschiedenen Risikofaktoren wie Übergewicht oder Bewegungsmangel auf die Arthrose?
- Welcher Belastung dürfen Sie Ihre Gelenke aussetzen?

Die körperliche Untersuchung

Hier steht die genaue Tastuntersuchung des Gelenks und seiner Umgebung im Vordergrund. Auch Muskelverhärtungen, Ergüsse und Schwellungen werden berücksichtigt. Von zentraler Bedeutung für eine exakte Diagnose ist die Feststellung von Funktion und Beweglichkeit der einzelnen Gelenke in alle Richtungen. Vor allem bei Verdacht auf eine Knie- oder Hüftarthrose erfolgen eine Bestimmung der Beinlängen sowie die Vermessung der Achse zwecks eventueller Achsenabweichung. Ihr Arzt prüft Ihren Gang und Ihre Haltung, um so mögliche Fehlstellungen oder Schonhaltungen zu erkennen. Außerdem werden die Muskelkraft und die Wirbelsäule untersucht.

Bildgebende Untersuchungsverfahren

Bei der Diagnose einer Arthrose kann auf bildgebende Verfahren nicht verzichtet werden. An erster Stelle steht hier die **Röntgenuntersuchung.** Sie macht Veränderung der knöchernen Gelenkform problemlos sichtbar. Der Abstand der Knochen zueinander bzw. ein verschmälerter Gelenkspalt gibt Auskunft über den Schweregrad der Erkrankung und lässt Rückschlüsse über den Zustand des Gelenkknorpels zu. Denn je enger der Gelenkspalt ist, desto weniger Gelenkknorpel ist noch im Gelenk vorhanden und kann dort seine Funktion als Schutzschicht erfüllen, und dementsprechend weit fortgeschritten ist die Arthrose.

Den Einsatz technisch aufwendigerer Verfahren wird Ihr Arzt nur bei ganz speziellen Fragestellungen in Erwägung ziehen. Hier kommen die folgenden Methoden zum Einsatz:

Ultraschall (Sonografie) Die Untersuchung liefert ein Bild des Istzustandes. Die Sonografie kann wegen ihrer Unbedenklichkeit – die Untersuchungsmethode ist strahlungsfrei – beliebig oft wiederholt werden und dient damit auch der Verlaufsbeobachtung. Das Ultraschallbild gibt Aufschlüsse über eventuell vorhandene

> **!**
>
> In aller Regel wird ein Röntgenbild des betroffenen Gelenks erstellt.

Gelenkergüsse und Flüssigkeitsansammlungen, die punktiert werden können.

Magnetresonanztomografie (MRT) Auch die Magnetresonanz- oder Kernspintomografie kommt ohne den Einsatz von Röntgenstrahlen aus. Sie dient als Ergänzung des Röntgenbildes. Der Arzt erhält mit der MRT detaillierte Schnittbilder, die die Gewebe um das betroffene Gelenk aufgrund des unterschiedlichen Wassergehaltes abbilden. Mittels Kernspintomografie lassen sich bereits Knorpelveränderungen erkennen, wenn das Röntgenbild noch unauffällig ist.

Im Röntgenbild lässt sich der Schweregrad einer Arthrose erkennen.

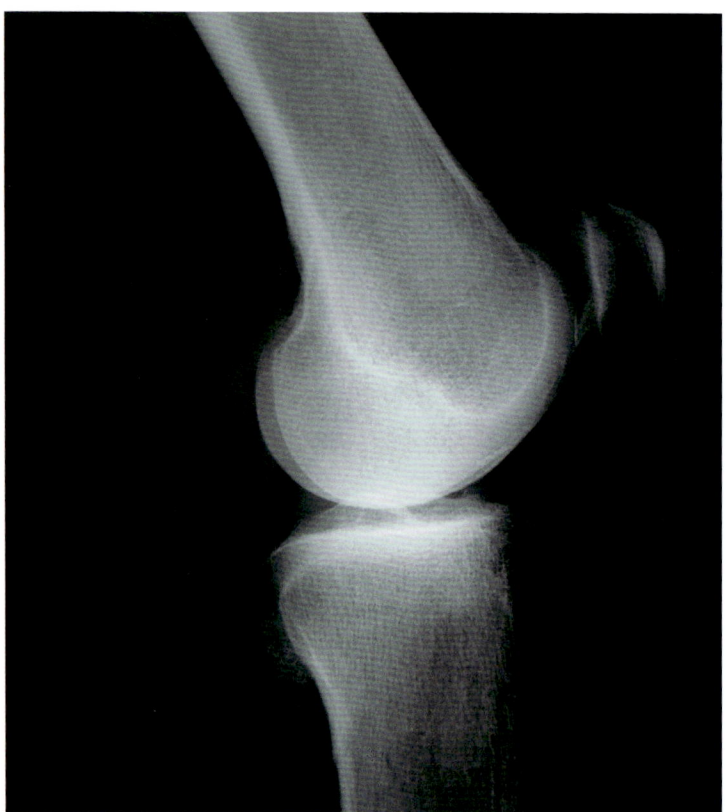

Computertomografie (CT) Bei der Computertomografie handelt es sich um eine Röntgenuntersuchung mit Computerunterstützung. Diese Untersuchungsmethode bietet im Gegensatz zum normalen Röntgenbild auch Schichtaufnahmen von Weichteilen. Dadurch können Krankheitsherde erkannt werden, die beim Röntgen nicht sichtbar sind.

Laboruntersuchungen

Zwar gibt es keine speziellen Blutparameter, deren Veränderung auf eine Arthrose hindeuten würde, doch dienen Blutuntersuchungen zur Abgrenzung einer Arthrose von beispielsweise einer entzündlichen Gelenkerkrankung wie der rheumatoiden Arthritis, die ähnliche Beschwerden wie eine Arthrose hervorruft. Dies nennt man Differenzialdiagnose.

!

Laboruntersuchungen dienen der Abgrenzung zu anderen Erkrankungen.

Blutkörperchensenkung (BKS) Die Geschwindigkeit der Blutsenkung liefert erste Hinweise darauf, ob ein Mensch gesund oder krank ist. Erhöhte BKS-Werte weisen unter anderem auf rheumatische Prozesse wie Arthritis und aktivierte Arthrose hin. Außerdem stellt der BKS-Wert einen wichtigen Laborwert für die Verlaufs- und Therapiekontrolle dar.

C-reaktives Protein (CRP) Ein weiterer Blutparameter ist das C-reaktive Protein, ein Eiweiß, das die Leber bildet. Dadurch kann zwischen entzündlich-rheumatischen Erkrankungen wie der rheumatoiden Arthritis und nicht entzündlich-rheumatischen Erkrankungen wie der Arthrose unterschieden werden. Außerdem stellt auch das CRP einen wichtigen Laborwert für die Verlaufs- und Therapiekontrolle dar.

Antikörper Eine weitere Möglichkeit, um die Arthrose von anderen entzündlichen Gelenkerkrankungen abzugrenzen, ist die Bestimmung der Antikörper im Blut. Bei vielen rheumatischen Erkrankungen, auch bei der rheumatoiden Arthritis, handelt es sich um sogenannte Autoimmunerkrankungen. Dies sind Krankheiten, bei denen das Immunsystem irrtümlich körpereigene

Strukturen angreift. Typisches Kennzeichen von Autoimmuner-krankungen sind daher Antikörper auf körpereigenes Material. Ihr Nachweis erhärtet den Verdacht, dass den Beschwerden eine Autoimmunerkrankung zugrunde liegt. Werden dagegen keine Antikörper gefunden, kann eine Autoimmunerkrankung wie die rheumatoide Arthritis ausgeschlossen und damit eine Arthrose bestätigt werden.

Rheumafaktor (RF) Ein weiterer Blutparameter, der für eine rheumatoide Arthritis oder eine andere rheumatische Erkran-kung – aber gegen eine Arthrose – spricht, ist der sogenannte Rheumafaktor. Dabei handelt es sich um ein Eiweiß im Blut, das jedoch keineswegs die Ursache rheumatischer Erkrankungen ist. Charakteristisch ist der Rheumafaktor sogar nur für die chroni-sche Polyarthritis. Und selbst hier ist er nur bei etwa der Hälfte der Patienten nachzuweisen.

Gelenkpunktion Als hilfreich für die Abgrenzung der Arthrose von der rheumatoiden Arthritis hat sich die Analyse der Gelenk-flüssigkeit erwiesen. Ein geschwollenes und gerötetes Knie sollte deswegen immer punktiert werden. So finden sich bei einer Ar-throse eine höhere Zähflüssigkeit (Viskosität) der Gelenkflüssig-keit und eine kleinere Zellzahl. Dagegen liegt bei einer rheumato-iden Arthritis eine geringere Viskosität der Gelenkflüssigkeit vor, und die Zellzahl ist deutlich erhöht. Außerdem kann bei der rheumatoiden Arthritis in der Punktatflüssigkeit auch der Rheu-mafaktor nachgewiesen werden.

Die Behandlung der Arthrose

Ziel aller Behandlungsmethoden ist es, die Schmerzen zu lindern und die Bewegungsfähigkeit wiederherzustellen.

Basis-Behandlung

Wichtiger Bestandteil der sogenannten konservativen Behandlung ist es, die erkrankten Gelenke zu entlasten und vor Fehl- und Überlastungen zu schützen. Dies allein trägt schon dazu bei, die Schmerzen zu reduzieren. So empfiehlt sich bei Knie-, Hüft- und auch Wirbelsäulenarthrose, den überflüssigen Pfunden zu Leibe zu rücken. Orthopädische Hilfen wie Stock, Gehstützen, Pufferabsätze und Schuhinnenranderhöhungen sind weitere Entlastungsmöglichkeiten.

> **!**
> Ein wichtiges Ziel der Therapie ist die Reduktion von Schmerzen.

Die betroffenen Gelenke können mit schmerzlindernden Salben, Cremes oder Gels aus der Apotheke eingerieben werden.

Nichtsteroidale Antirheumatika (NSAR) Wichtigstes Therapieziel bei Gelenkerkrankungen ist es, die Schmerzen erträglich zu machen und Entzündungen zu verhindern. NSAR lindern Schmerzen, hemmen Entzündungen und senken Fieber. Zu den NSAR gehören unter anderem die Wirkstoffe Ibuprofen, Diclofenac und Naproxen.

Kortison Kortison ist der Oberbegriff für Hormone, die der Körper in der Nebenniere bildet. Sie übernehmen zahlreiche Aufgaben im Stoffwechsel und im Abwehrsystem. Kortisonpräparate bremsen die Reaktion des Körpers auf einen Entzündungsreiz und hemmen so auch starke Entzündungen an den Gelenken. Allerdings können die Nebenwirkungen recht stark sein, deshalb sollte man Kortison nur nach genauer Besprechung mit seinem Arzt einnehmen.

Hyaluronsäure Eine weitere Möglichkeit ist die Injektion von Medikamenten direkt in das Gelenk. Zur Schmerzbekämpfung werden Lokalanästhetika in das Gelenk gespritzt. Die Behandlung mit Hyaluronsäure ist unter Medizinern umstritten. Zum einen ist die Behandlung häufig nur bei einer beginnenden Arthrose erfolgreich. Zum andern hilft das Verfahren oft nur für kurze Zeit – dann muss die Hyaluronsäure erneut gespritzt werden. Da es keinen Wirkungsnachweis gibt, übernehmen die gesetzlichen Krankenkassen die Kosten nicht. Eine einmalige Behandlung mit fünf Spritzen kostet rund 300 Euro.

Natürliche Extrakte   Extrakte aus Weidenrinde, der Wurzel der Teufelskralle oder Brennnesselblättern können, wenn sie ergänzend eingesetzt werden, ebenfalls sinnvoll sein. Denn auch diese pflanzlichen Arzneimittel beeinflussen Schmerz und Entzündung. Allerdings tritt ihre Wirkung nicht sofort ein. Unterschätzen Sie nicht die Kraft pflanzlicher Arzneimittel und nehmen Sie diese nur ein, wenn Sie vorher mit Ihrem Arzt gesprochen haben.

Opioide   Kehren die Gelenkschmerzen immer wieder oder kann der Schmerz mit den beschriebenen Schmerzmitteln nicht ausreichend gelindert werden, kommen Opioide zum Einsatz. Ziel dieser Therapie ist es, den Schmerz rund um die Uhr in Schach zu halten. Bei den sogenannten retardierten Arzneiformen ist die Wirksubstanz so „verpackt", dass sie kontinuierlich freigesetzt wird. Diese Opioide werden nicht nach Bedarf, sondern nach einem festen Zeitplan eingenommen. Das verhindert, dass der Wirkstoff plötzlich anflutet und der dadurch entstehende „Flash" zu psychischer Abhängigkeit führt.

In vielen Fällen ist eine Kombination mehrerer Wirkstoffklassen sinnvoll. Da die Medikamente an unterschiedlichen Orten des Schmerzgeschehens eingreifen, unterstützen sie sich gegenseitig. So kann der Einsatz eines schwach wirksamen Opioids die Wirkung von Schmerzmitteln und Antirheumatika verbessern.

Physikalische Therapie

Bewegung ist wichtig – auch und vor allem bei einer Arthrose-Erkrankung. Sich bei einer Arthrose nicht zu bewegen, aus Angst, dass die Gelenke verschleißen könnten, ist, wie Sie später noch genauer erfahren werden, völlig falsch. Denn erst durch die richtige Bewegung werden die Gelenke „geschmiert". Die physikalische Therapie beinhaltet neben der Bewegungstherapie auch Behandlungen mit Kälte und Wärme. All diese Anwendungsformen können zu Beginn der Erkrankung das Fortschreiten der Arthrose aufhalten und im fortgeschrittenen Stadium als ergänzende Maßnahme Beschwerden und Funktionseinschränkungen lindern.

Das erkrankte Gelenk muss bewegt werden!

Bewegungstherapie (Physiotherapie) Physiotherapie hilft, sowohl akute als auch chronische Schmerzen zu verringern. Ein speziell auf Ihre Beschwerden abgestimmtes Krafttraining stärkt und kräftigt die Muskeln des betroffenen Gelenks. Starke Muskeln unterstützen das Gelenk und verleihen ihm mehr Stabilität. Mit aktiven und passiven Dehn- und Bewegungsübungen soll die Beweglichkeit des Gelenks erhöht und einer Verkürzung der Muskeln entgegengewirkt werden. Eine bereits bestehende Mus-

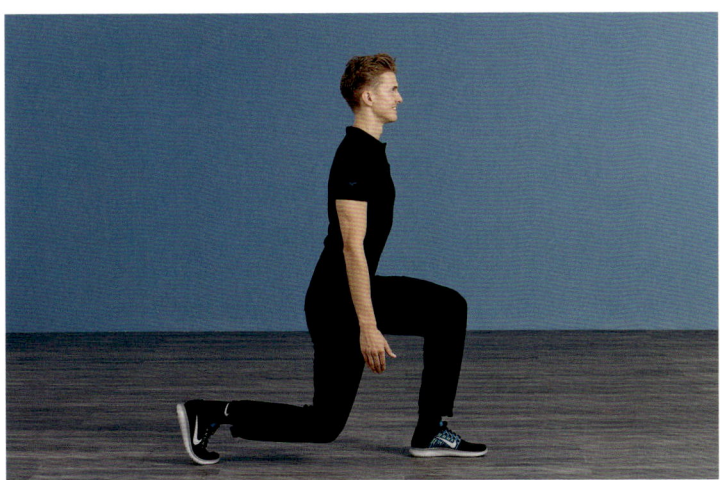

Die Gelenke werden durch die richtige Bewegung „geschmiert".

kelverkürzung kann mit solchen Übungen wieder rückgängig gemacht werden. Aber auch Koordinations- und Gleichgewichtsübungen gehören zur Bewegungstherapie. Entscheidend für den Erfolg ist, dass Sie die Übungen regelmäßig machen – egal ob unter Anleitung des Physiotherapeuten oder zu Hause. Mehr dazu in unserem Trainingsprogramm.

Thermotherapie Bei einem chronischen Verlauf der Arthrose ohne akut bestehende Entzündung empfinden viele Betroffene die Behandlung mit Wärme als sehr angenehm. Dosierte Wärme, beispielsweise in Form warmer Packungen, Auflagen und Bäder, vor allem Thermalbäder, lockern die verspannte Muskulatur und steigern die Durchblutung. Auf diese Weise werden die Beweglichkeit verbessert und Schmerzen gelindert.

Kältebehandlung Bei einer akuten Entzündung hat sich die lokale Kältebehandlung bewährt. Dazu dienen Kühlgels, kalte Umschläge oder eine Eismassage. Diese Kälteanwendungen blockieren die Schmerzsensoren – und dieser Effekt kann über mehrere Stunden anhalten. Sowohl die Wärme- als auch die Kälteanwendungen sollten Sie vorab mit Ihrem Arzt besprechen, denn nicht jede Anwendung ist in jedem Stadium der Erkrankung geeignet.

Operation

Hat die Erkrankung ein Stadium erreicht, in dem Schmerzfreiheit und Beweglichkeit mit den oben erwähnten Maßnahmen nicht mehr erreicht werden kann, ist eine operative Behandlung meist nicht mehr zu umgehen. Hier stehen verschiedene Methoden zur Verfügung. Arthroskopische Verfahren (Gelenkspiegelung) werden insbesondere an Knie, Schulter, Ellenbogen, Hand und Hüfte angewandt. Auch Umstellungsoperationen zur Optimierung des Kraftflusses und zur Normalisierung der Achsenverhältnisse können in bestimmten Fällen durchgeführt werden.

Wenn Sie über 60 sind, führt der künstliche Gelenkersatz an Knie, Hüfte, Schulter und Sprunggelenk zu guten Ergebnissen. Im

Bereich des Sprunggelenks, des Hand- und Ellenbogengelenks sowie der Wirbelsäule sind auch gelenkversteifende Operationen immer noch von Bedeutung.

Das künstliche Gelenk

Eine Endoprothese – eine Maßnahme, die ebenfalls nur durchgeführt wird, wenn alle anderen therapeutischen Optionen erfolglos waren – kommt hauptsächlich bei einer Arthrose von Knie, Hüfte oder teilweise auch der Schulter infrage. Wichtigster Vorteil der Endoprothese ist, dass die Schmerzen nach dem Eingriff verschwinden und das Gelenk wieder beweglich ist.

> **!**
>
> Vor einer Endoprothese sollten immer alle anderen Therapieformen ausgeschöpft sein.

Dennoch hat auch das Ersatzgelenk Nachteile: Zum einen liegt die Lebensdauer der Prothesen trotz Entwicklung neuer Werkstoffe „nur" zwischen zehn und 15 Jahren. Die Lebensdauer einer ausgewechselten Prothese ist noch kürzer. Aus diesem Grund versuchen die Ärzte, den Gelenkersatz so weit wie möglich nach hinten zu schieben, das heißt nach Ausschöpfen aller anderen Therapieformen. Zum anderen können sich die künstlichen Gelenke auch lockern, und dann muss erneut operiert werden.

Insgesamt gesehen stellen die Endoprothesen jedoch für viele Betroffene eine gute Behandlungsart dar: Sie verhelfen zu Schmerzfreiheit und einer verbesserten Beweglichkeit. Diese Vorteile sowie die Verträglichkeit der Implantate und immer bessere Operationsverfahren minimieren das Risiko und führen zu deutlich mehr Lebensqualität.

!

Wie ein optimales Training aussieht, erfahren Sie ab S. 79

!

Wie eine arthrose-gerechte Ernährung aussieht und wie Sie Ihren Ernährungsplan optimal umstellen, erfahren Sie im nächsten Kapitel.

Ein unschlagbares Team: Bewegung und Ernährung

Bei der Behandlung von Arthrose steht gezieltes Bewegungstraining ganz oben auf der Liste der empfohlenen Therapien. Wer aufgrund einer Arthrose lange eine Schonhaltung eingenommen und sich wenig bewegt hat, kann seine Beschwerden mit Bewegung in sehr vielen Fällen reduzieren. Denn ein Großteil der Schmerzen entsteht nicht im Gelenk, sondern im Weichteilgewebe um das Gelenk herum. Durch die lange Schonhaltung ist die Muskulatur verkürzt und verspannt.

Die Wirkung von Knorpelaufbauprodukten oder speziellen Nahrungsergänzungsmitteln ist umstritten und wissenschaftlich nicht belegt. Eine ausgewogene, vitamin- und ballaststoffreiche Ernährung ist wirksamer als die einzelnen Wirkstoffe einer Tablette. Omega-3-Fettsäuren in Fisch und pflanzlichen Ölen haben eine entzündungshemmende Wirkung und eignen sich daher gut für den Ernährungsplan bei Arthrose. Ungünstig sind dagegen Fleisch und Wurstwaren und tierische Fette. Sie führen dazu, dass sich im Körper die entzündungsfördernde Arachidonsäure bildet. Eine fleischarme Mischkost mit viel Obst, Gemüse und pflanzlichen Ölen schmeckt nicht nur gut und versorgt den Knorpel mit allen notwendigen Nährstoffen, sondern führt nebenbei auch zu einer Normalisierung des Körpergewichts, so dass die Gelenke weniger belastet werden. Wie eine arthrosegerechte Ernährung aussieht und wie Sie Ihren Ernährungsplan optimal umstellen, erfahren Sie im nächsten Kapitel.

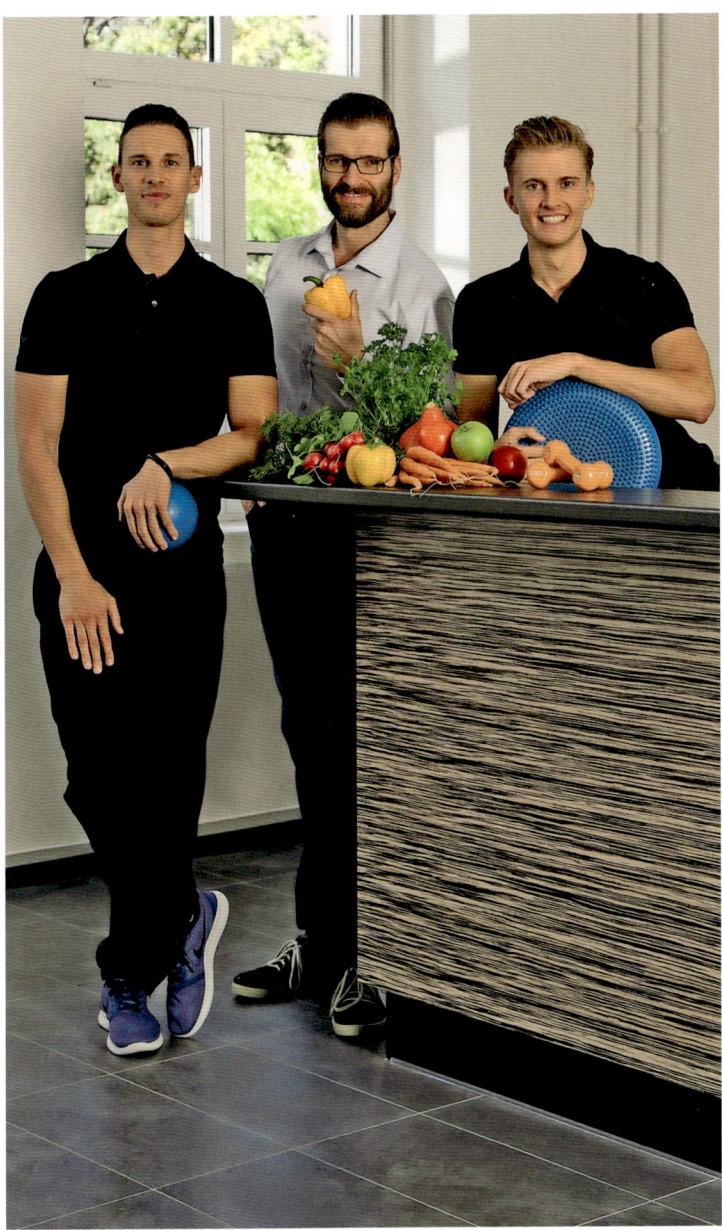

In den folgenden Kapiteln erklären wir Ihnen, wie Sie mit der richtigen Ernährung und einem gezielten Bewegungsprogramm wieder beweglicher werden können.

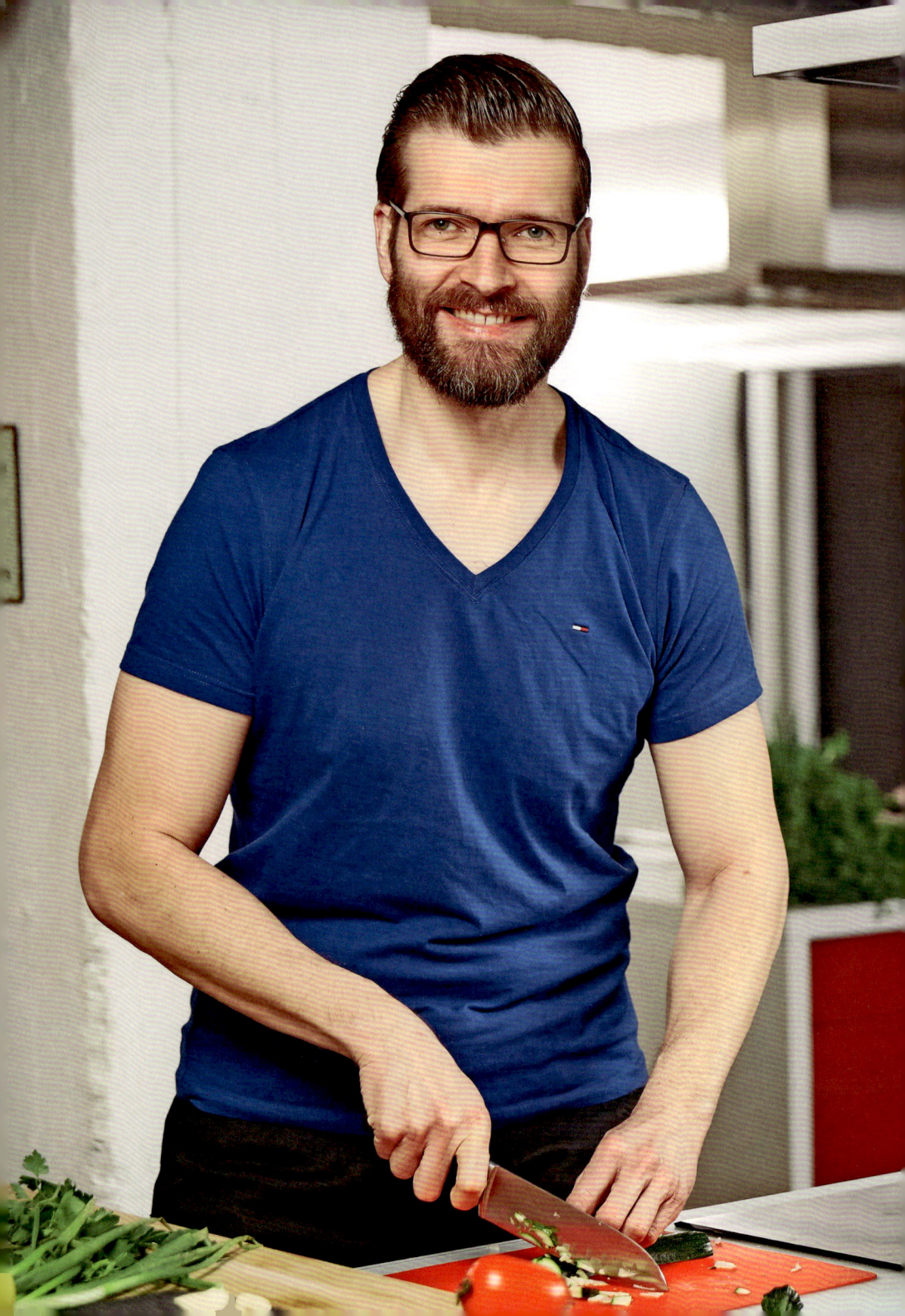

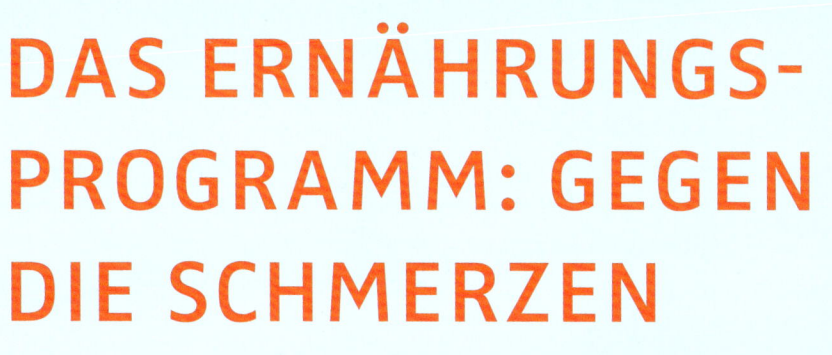

DAS ERNÄHRUNGS-PROGRAMM: GEGEN DIE SCHMERZEN

Auch wenn eine Ernährungstherapie die Arthrose nicht heilen kann, können Sie durch geschicktes Essen Ihre Schmerzen reduzieren. Bei Übergewicht können Sie ebenfalls eine Menge gegen die Schmerzen tun, wenn Sie Ihr Gewicht langsam und sinnvoll reduzieren. Hier erfahren Sie, welche Nahrungsmittel für Sie am besten geeignet sind und welche Sie besser weglassen sollten. Tagespläne unterstützen Sie dabei, Ihre Ernährung zu optimieren.

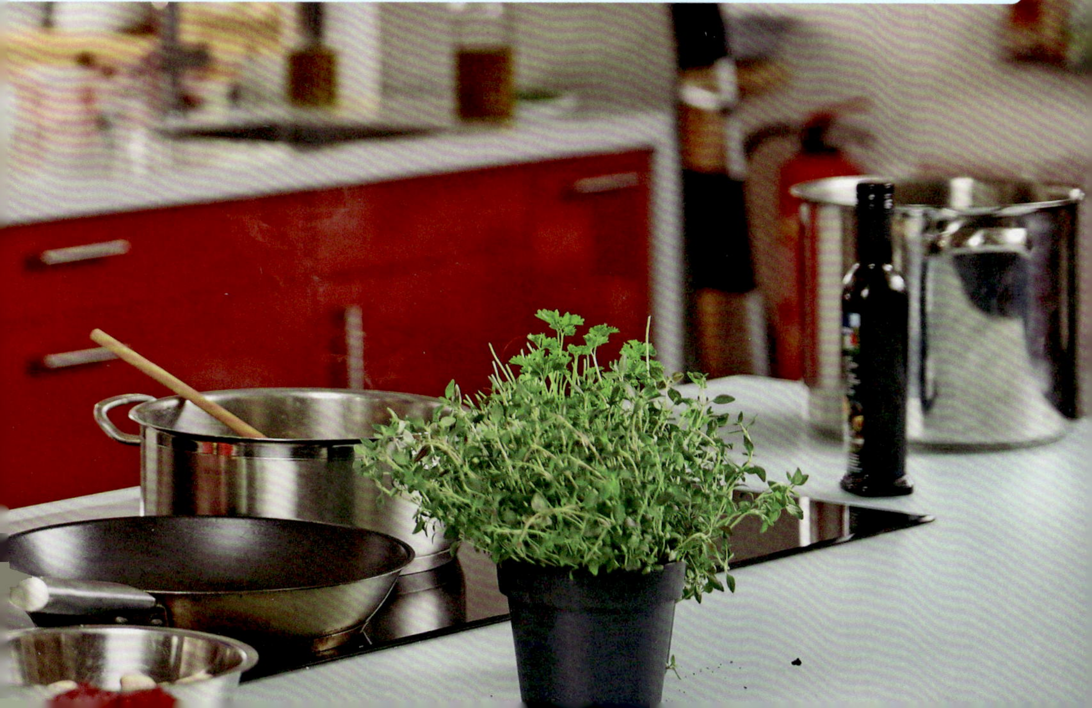

Richtig essen bei Arthrose

!

Mit der richtigen Ernährung können Sie eine Menge erreichen.

Leider gibt es keine Arthrose-Diät, die alle Beschwerden und Begleiterscheinungen wegzaubert. Dennoch können Sie mit der richtigen Ernährung eine Menge erreichen. Seit längerer Zeit ist bekannt, dass bestimmte Nährstoffe einen günstigen Einfluss auf entzündliche Prozesse im Körper haben. Diese hilfreichen Substanzen sowie allgemeine Tipps zu einer ausgewogenen Ernährung werden auf den folgenden Seiten genauer vorgestellt. Auch zu hohe Blutzucker- und Fettwerte gilt es zu reduzieren, da diese ebenfalls den Knochenstoffwechsel negativ beeinflussen und auf diesem Weg die Arthrose fördern können.

Arthrosen im Bereich der Knie- und Wirbelgelenke entwickeln sich sehr häufig als Folge der ständigen mechanischen Mehrbelastung durch Übergewicht. Wenn Sie also weniger Pfunde auf die Waage bringen, wird das kranke Gelenk weniger belastet, die Arthrose schreitet weniger voran und die Schmerzen gehen zurück. Wenn Sie übergewichtig sind, steht bei Ihnen also eine Gewichtsreduktion an oberster Stelle.

Entzündungen lindern

Entzündungen sind eigentlich eine natürliche Antwort unseres Körpers, beispielsweise auf Stress oder eingedrungene Erreger. Doch auch negative Lebensgewohnheiten wie zu hoher Alkoholkonsum oder eine zu fette und fleischlastige Ernährung können zu unterschwelligen dauerhaften Entzündungen führen. Im Rahmen einer Arthrose können Entzündungen des betroffenen Gelenks auftreten, das nennt man dann eine aktivierte Arthrose. Kommt eine ungesunde, entzündungsfördernde Lebensführung hinzu, können sich die Entzündungen verstärken.

Dagegen können Sie aber etwas tun. Stellen Sie Ihre Nahrung nicht nur auf entzündungshemmende Lebensmittel um, sondern verzichten Sie auch bewusst auf entzündungsfördernde Lebens-

!

Stellen Sie Ihre Nahrung auf entzündungshemmende Lebensmittel um.

mittel. Dazu zählen vor allem industriell verarbeitete Nahrungsmittel aller Art mit Zusatz- und Konservierungsstoffen. Reduzieren Sie auch Fleisch und Wurst, da sie sehr viel Arachidonsäure enthalten – dazu gleich mehr.

Damit chronische Entzündungen gelindert werden bzw. erst gar nicht auftreten, sollten Sie eine Ernährung wählen, die gesunde Vitalstoffe enthält. Dazu gehören Vitamin C, Vitamin D und Vitamin E, Magnesium und vor allem Omega-3-Fettsäuren. Im Folgenden erläutern wir Ihnen die bei Arthrose geeigneten Nahrungsmittel.

Arachidonsäure vermeiden

In den letzten Jahren ist viel über Entzündungsvorgänge geforscht worden. Heute weiß man: Durch äußere Reize, aber auch durch „Fehlsteuerung" des Immunsystems können spezielle weiße Blutkörperchen aktiviert werden. Wenn sie erhöht sind, deutet das fast immer auf eine Entzündung im Körper hin. Über eine Reaktionskette wird dann aus der Zellwand Arachidonsäure freigesetzt, die wiederum zu Entzündungs-Vermittlerstoffen umgewandelt wird. So kommt es zu Entzündungszeichen wie Schmerz, Schwellung und Überwärmung.

Arachidonsäure ist eine mehrfach ungesättigte Fettsäure, die überall im Körper vorkommt und zum größten Teil über die Nahrung aufgenommen wird. Sie ist nur in tierischen Nahrungsmitteln zu finden: besonders viel Arachidonsäure enthalten Fleisch, Eigelb und Milchfett (z. B. Butter, Sahne und Käse). Vermindern Sie die Aufnahme von Arachidonsäure auf 50–80 mg/Tag. Die Zufuhr liegt normalerweise bei 200–400 mg/Tag.

Wenn Sie darauf achten, Ihrem Körper möglichst wenige solcher Nahrungsmittel und dafür mehr pflanzliche Kost zuzuführen, steht dem Organismus weniger Arachidonsäure zur Verfügung – und damit weniger Ausgangssubstanz für mögliche Entzündungsreaktionen.

> **!**
>
> Vermindern Sie die Aufnahme von Arachidonsäure auf 50–80 mg/Tag. Die Zufuhr liegt normalerweise bei 200–400 mg/Tag.

Arachidonsäure in Lebensmitteln

LEBENSMITTEL	mg/100 g
Schweineschmalz	1700
Schweineleber	460
Hähnchenfleisch	170
Butter	110
Ei	60
Karpfen	60
geräucherte Makrele	60
Kalbfleisch	50
gekochter Schinken	50
Emmentaler, 45 % F. i. Tr.	30
Edamer, 45 % F. i. Tr.	28
Camembert, 45 % F. i. Tr.	22
Forelle	20
Kabeljau	20
Trinkmilch, 3,5 % Fett	4
Joghurt, 1,5 % Fett	2
Kartoffeln, Obst, Gemüse, Nüsse	0
Sojaprodukte	0
pflanzliche Fette und Öle	0

Reichlich Omega-3-Fettsäuren

Mehrfach ungesättigte Fettsäuren, wie die Omega-3-Fettsäure, sind für Menschen lebensnotwendig. Die aktivsten Omega-3-Fettsäuren sind EPA (Eicosapentaensäure) und DHA (Docosahexaensäure), die in fettreichen Kaltwasserfischen (Hering, Makrele, Lachs, Sardine, Thunfisch) und speziellen Mikroalgen aus dem Meer enthalten sind. Die in pflanzlichen Fetten und Ölen vorkommende ALA (alpha-Linolensäure) ist eine Art Vorstufe, aus der im Körper die biologisch aktiveren EPA und DHA gebildet werden können.

Eine Ernährung, die arm an schädlicher Arachidonsäure und reich an Omega-3-Fettsäuren ist, hemmt die Bildung von körpereigenen Stoffen, die eine Entzündungsreaktion des Körpers begünstigen. In Pflanzenölen wie Walnuss-, Raps-, Lein- oder Sojaöl kommen Omega-3-Fettsäuren vor, die im Körper in derartige Arachidonsäure-Konkurrenten umgewandelt werden können. Besonders viel von diesen gesunden Fettsäuren enthalten fettreiche Fischsorten, vor allem Kaltwasserfische, und Fischöl. Die schädigende Wirkung der ebenfalls enthaltenen Arachidonsäure wird durch die Omega-3-Fettsäuren ausgeglichen. Zusätzlich reduzieren sie die Bildung von Arachidonsäure im Stoffwechsel.

Das bedeutet für Sie, dass Sie neben Fisch regelmäßig Omega-3-haltige Pflanzenöle verzehren sollten. Rapsöl enthält 9 %, Walnussöl fast 13 % und Leinöl sogar 54 % Omega-3-Fettsäuren. Mit Rapsöl können Sie gut anbraten, Walnussöl passt gut in Salat und Leinöl eignet sich für Milchspeisen (etwa mit Quark und Früchten) und in geringer Dosierung zum Salat.

Wissenschaftler empfehlen bei entzündlichen Erkrankungen eine hohe Dosierung von 30 mg pro kg Körpergewicht. Mit täglich 1 EL Leinöl im Müsli, 1 EL Walnussöl für den Salat und 1 EL Rapsöl zum Anbraten sind Sie bestens versorgt! Eine Portion Fettfisch sollte mindestens ein-, besser zweimal pro Woche auf dem Speiseplan stehen.

> **!** Wissenschaftler empfehlen bei entzündlichen Erkrankungen eine hohe Dosierung von 30 mg pro kg Körpergewicht.

Stark reduziert werden sollten Sonnenblumen-, Distel-, Erdnuss- und Maiskeimöl, denn sie enthalten große Mengen an ungünstiger Linolsäure, die entzündungsfördernd wirkt. Butter-, Schweine- und Gänseschmalz sollten Sie genauso vermeiden wie Mayonnaise und Palmfett.

Gehalt an Omega-3-Fettsäuren in Lebensmitteln (g/100 g) im Vergleich

ALPHA-LINOLENSÄURE (ALA)		EICOSAPENTAENSÄURE (EPA)		DOCOSAHEXAENSÄURE (DHA)	
Brie, 50 % F.i.Tr.	0,02	Seeteufel	0,03	Heilbutt	0,40
Gouda, 45 % F.i.Tr.	0,30	Rotbarsch	0,50	Makrele	1,10
Grünkohl	0,40	Makrele	1,00	Dornhai	1,80
Sesam	0,70	Lachs	1,20	Sprotte	1,90
Sojabohnen	0,90	Aal	1,70	Lachs	1,90
Walnüsse	7,50	Bückling	2,00	Thunfisch	2,10
Sojaöl	7,70	Hering	2,30	Schillerlocken	3,30
Rapsöl	9,20	Heringsöl	2,90	Heringsöl	5,70
Walnussöl	12,90				
Leinsamen	16,70				
Leinöl	54,20				

Die richtigen Vitamine und Mineralstoffe

Eine Ernährung, die reich an **Vitaminen** (vor allem den Vitaminen C, D und E), Mineralstoffen und Spurenelementen ist, senkt zwar nicht das Risiko, an einer Arthrose zu erkranken, sie hilft aber deutlich, das Fortschreiten der Erkrankung aufzuhalten.

In den befallenen Gelenken üben freie Radikale vermehrt ihr zerstörerisches Werk aus. Das sind reaktionsfreudige und aggressive Moleküle, die auch an der Entstehung von Krebs beteiligt sein können und den Körper altern lassen. Aber die Wirkung der Vitamine C und E, der besten Radikalfänger, kann sie daran hindern. Da die Radikale meistens Sauerstoff enthalten und eine Reaktion mit Sauerstoff chemisch als Oxidation bezeichnet wird, nennt man die Radikalfänger auch Antioxidanzien.

Vitamin C kommt in der Natur in nahezu allen tierischen und pflanzlichen Lebensmitteln vor. Als besonders Vitamin-C-haltige Lebensmittel gelten frisches Obst und Gemüse, insbesondere Hagebutten, Sanddornbeeren, Paprika, Zitrusfrüchte, Beerenfrüchte und Kartoffeln.

Gute Quellen für Vitamin E sind in erster Linie pflanzliche Öle. Nüsse, Samen, Butter und Eier enthalten ebenfalls Vitamin E, wenn auch in geringeren Mengen.

Vitamin D kann vom Körper mithilfe direkter Sonneneinstrahlung auf die Haut auch selbst hergestellt werden. Allerdings kommt ein Vitamin-D-Mangel heute deutlich häufiger vor. Grund dafür ist, dass viele Menschen sich nicht mehr regelmäßig draußen aufhalten. Fehlt Vitamin D, ist der Stoffwechsel des Knochens beeinträchtigt, er kann den krankhaften Veränderungen dann nicht genügend Widerstand entgegensetzen. Vitamin E führt hier zu einer deutlichen Verbesserung der Beschwerden.

Weiterer Baustein einer gesunden Ernährung ist eine ausreichende und ausgewogene **Mineralstoffversorgung,** denn auch Mineralstoffe wirken entzündungshemmend. Bei Mineralstoffen handelt es sich um anorganische Substanzen, die unter anderem

!

Wenn Sie glauben, dass bei Ihnen ein Mangel vorliegen könnte, sollten Sie Ihren Vitamin-D-Status bestimmen lassen.

für die Funktion von Knochen, Muskeln und Nerven wichtig sind. Da der Körper die Mineralstoffe nicht selbst herstellen kann, müssen sie mit der Nahrung aufgenommen werden.

An erster Stelle steht hier Magnesium, denn ein Magnesiumdefizit kann die Entstehung chronischer Entzündungen fördern. Magnesium bietet auch einen effektiven Schutz vor freien Radikalen. Zu den Lebensmitteln mit einem hohen Magnesiumgehalt gehören beispielsweise Amaranth, Hirse, Vollkornreis, Mandeln, Meeresalgen, Mangold, Spinat, Brennnessel, Basilikum und Salbei.

Zu den Mineralstoffen zählen außerdem Natrium, Kalium, Kalzium, Magnesium, Chlorid und Phosphat. Für den Knochenaufbau und damit auch für den Aufbau der Gelenke erforderlich ist der Mineralstoff Kalzium. In der Regel lässt sich der tägliche Kalziumbedarf problemlos über die Ernährung decken. Hochwertige Kalziumlieferanten sind unter anderem Milch und Milchprodukte wie Käse oder Joghurt.

Vergessen Sie nicht: Ein Stoffwechsel, der durch eine ausgewogene Ernährung ausgeglichen und intakt ist, unterstützt die

Vegetarische Lebensmittel schützen vor Arthrose
In einer Studie wurde der Einfluss der Ernährung auf eine Hüftarthrose untersucht. Es zeigte sich, dass ein hoher Anteil vegetarischer Lebensmittel mit vielen Früchten und Gemüse eine schützende Wirkung auf den Knorpel hat. Frauen im Alter von 44 bis 70 Jahren, die sich hauptsächlich vegetarisch ernährten, wiesen deutlich seltener eine Hüftgelenkarthrose auf als Menschen, die eine fleischreiche Ernährung bevorzugten. Die Forscher fanden außerdem, dass dieser knorpelschützende Effekt unabhängig vom Körpergewicht ist und auf dem hohen Anteil an Lauchgemüse, Zwiebeln und Knoblauch in der Ernährung beruht. Verantwortlich dafür ist wohl der besondere Wirkstoff Diallyldisulfid, der in diesen Gemüsesorten enthalten ist. Im Labor wurde die knorpelerhaltende Wirkung dieser Substanz belegt.

Versorgung des Knorpels mit den wichtigen Nährstoffen. Durch eine Ernährungsumstellung lässt sich eine Arthrose zwar nicht heilen, durch die Beachtung nur weniger Regeln können Sie jedoch der Entwicklung einer Arthrose vorbeugen und das Fortschreiten der Erkrankung verzögern.

!

Ein gut versorgter Stoffwechsel unterstützt die Versorgung des Knorpels mit wichtigen Nährstoffen.

Die ideale Ernährungsform

Rheumatologen und Ernährungswissenschaftler empfehlen bei Arthrose eine lacto-vegetarische Kost, die durch Fisch ergänzt wird. Das Wort „lacto" steht für Milch und Milchprodukte, „vegetarisch" für Lebensmittel pflanzlichen Ursprungs. Diese Ernährung besteht zum größten Teil aus pflanzlichen Lebensmitteln, die keine entzündungsfördernde Arachidonsäure enthalten, und lässt außerdem Milch und Milchprodukte zu. Zusätzlich sollten Sie Fisch essen, der normalerweise nicht Bestandteil dieser Ernährungsform ist. Fleisch, Eier und fettreiche Milchprodukte wie Sahne oder fetter Käse werden dagegen weitestgehend ausgeklammert.

Müssen Sie wirklich ganz auf Fleisch, Wurst und Käse verzichten? Nein. Denn auch wenn viele tierische Produkte die schädliche Arachidonsäure enthalten, gilt der Satz des Paracelsus: „Allein die Dosis macht das Gift." Das bedeutet für Sie:

*   Essen Sie maximal ein bis zwei kleine, fettarme Fleischmahlzeiten pro Woche. Eine Fleischmahlzeit ist dann klein, wenn das rohe Fleisch nicht mehr als 100 g wiegt.
*   Wählen Sie aus der Tabelle auf S. 32 arachidonsäurearme Produkte aus und meiden Sie Innereien, denn diese sind besonders schädlich.
*   Zweimal pro Woche dürfen Sie Wurst oder Käse essen. Wählen Sie einen Käse mit maximal 30 % F. i. Tr. aus. Besonders fettarm sind Hüttenkäse oder Harzer Käse. Wurst enthält immer mehr Arachidonsäure als fettarmer Käse und sollte daher höchstens einmal pro Woche möglichst in Form von gekoch-

tem Schinken, Putenbrust, fettarmer Aspikwurst oder Corned Beef auf dem Speiseplan stehen.

- Versuchen Sie statt Wurst häufiger Fisch zum Brot zu essen. Dafür eigenen sich geräucherter, gedünsteter und gebratener Lachs, Makrele, Hering und heimische Fischsorten. Dosenprodukte ohne Sonnenblumenöl im eigenen Saft oder nur in Tomatensauce sind auch in Ordnung. Damit erhöhen Sie gleichzeitig die Zufuhr von Omega-3-Fettsäuren.

Richtig abnehmen bei Arthrose

Gewichtstragende Gelenke wie die Kniegelenke sind doppelt gefährdet: zum einen durch eine bestehende Arthrose, zum anderen durch die verstärkte Belastung und Überbeanspruchung, der sie ausgesetzt sind. Da sich Menschen mit Arthrose wegen ihrer Schmerzen häufig weniger bewegen und folglich weniger Kalorien verbrauchen, erhöht sich ihr Risiko für Übergewicht. Außerdem führt auch die Behandlung mit Kortison und ähnlichen Medikamenten oft zu einer Gewichtszunahme.

!

Übergewicht belastet die Gelenke erheblich.

Übergewicht belastet die Gelenke erheblich. Vor allem Knie- und Hüftgelenke leiden darunter, denn sie tragen den größten Teil des Körpergewichts. Schon fünf Kilo Übergewicht verdoppeln das Risiko einer Kniearthrose. Bereits ohne die überflüssigen Pfunde leisten die Gelenke enorme Arbeit, weil sie für Bewegung und Stabilität sorgen müssen. Durch Übergewicht nutzen sich die Gelenke schneller ab, was sich vor allem auf den Gelenkknorpel auswirkt, der dem Druck auf das Gelenk standhalten muss. Denken Sie daran: Jedes Kilo zu viel belastet Ihren Bewegungsapparat. Eine Gewichtsreduktion ist für Sie bei Arthrose der erste und wichtigste Schritt zur Schmerzlinderung.

Das Ernährungstagebuch
Um Ihre Ernährungsgewohnheiten besser im Blick zu behalten, hilft es oft, ein Ernährungstagebuch zu führen: Schreiben Sie zwei Wochen lang auf, was, wann und wie viel Sie jeweils zu sich nehmen, und reduzieren Sie dann gezielt und langfristig.

Raus aus dem Diäten-Dschungel

Viele Menschen, die abnehmen möchten oder müssen, setzen auch heute noch auf eine Diät, um ihr Gewicht langfristig zu reduzieren. Es gibt eine unüberschaubare Menge an Diätvarianten. Alle haben im Prinzip nur einen Effekt: Es werden dabei die täglich aufgenommenen Gesamtkalorien gesenkt. Von solchen Diätformen profitieren Sie nur, wenn Sie sich über den Winter durch reduziertes Sporttreiben und kalorienreiches Essen ein zusätzliches Fettdepot von zwei bis vier Kilo angelegt haben.

!

Auf Dauer sind nur ausgewogene Diäten erfolgreich.

Sehen wir uns die gängigsten Diätformen und ihre Folgen einmal an:

Bei Kohlenhydratreduktionsdiäten bzw. Low-Carb-Diäten (etwa GLYX-Diät, LOGI-Diät, Schlank im Schlaf oder metabolische Diäten) werden Kohlenhydrate wie Brot, Gebäck, Kartoffeln, Zucker und Obst reduziert oder sogar ganz gemieden. Die Reduktion der Kohlenhydrate bzw. die unterschiedliche Aufnahme der Kohlenhydrate ins Blut soll eine bessere Fettverbrennung bewirken. Wissenschaftlich sind diese Thesen sehr umstritten. Insbesondere Frauen haben bei der Reduktion der Kohlenhydrate mit einer schlechten Konzentrationsfähigkeit und Niedergeschlagenheit zu kämpfen. Für Männer besteht durch den hohen Anteil an Eiweiß oft die Gefahr von Gichtanfällen.

Fettreduktionsdiäten wie Low-Fat-Diäten („Fett macht fett" lautet die Theorie) funktionieren nur bei Personen, die pro Tag ca. 100 g Fett in Form von Streichfett wie Butter oder Wurst, Käse und Frittiertem verzehren. Durch eine massive Reduktion von

Fett wird die Gesamtkalorienmenge des Tages gesenkt. Somit wird über den Diätzeitraum das Gewicht reduziert. Bei dieser Diätform kommt es jedoch über kurz oder lang zu einer großen Frustration. Fett ist ein Geschmacks- und Vitaminspender und trägt wesentlich zum Genuss des Essens bei. Fehlt in jeder Menükomponente ein großer Fettanteil, macht das Essen keinen Spaß und man fällt schnell in alte Essgewohnheiten zurück.

Bei Reduktionsdiäten wie Pulverdiäten oder der 800-Kaloriendiät ist zwar nach zwei Wochen eine Gewichtsreduktion von mehreren Kilos zu bemerken, doch bei dieser radikalen Reduktion der Nahrung bedient sich unser Körper leider aus der stoffwechselaktiven Muskelmasse, weil er zu wenig Protein durch das aufgenommene Essen erhält. Die Fettdepots dagegen werden nur zögerlich kleiner, und wenn man keine Lust mehr auf diese Diätvariante hat, ist die Muskelmasse reduziert, aber die unerwünschte Fettmasse haftet immer noch am Körper. Dabei ist gerade bei Arthrose die Nährstoffverteilung wichtig: In welchem Verhältnis nehme ich Fett, Kohlenhydrate und Eiweiß zu mir? Ideal sind 45 % Kohlenhydrate, 35 % Fett und 20 % Eiweiß.

!

Wer dauerhaft abnehmen möchte, sollte sich von Diäten fernhalten.

Fazit: Personen, die schon über lange Jahre Übergewicht haben, sollten sich am besten von Diäten fernhalten. Sie schüren damit nur den sogenannten Jojo-Effekt, und oft hat man nach einiger Zeit sogar ein höheres Körpergewicht als vor der Diät. Einseitige Diäten bringen unseren Energie- und Leistungsstoffwechsel aus dem Gleichgewicht. Wichtige Enzyme und Hormone, die unsere Körpervorgänge steuern, werden nicht mehr ausreichend gebildet.

Die Lösung ist, dass Sie dauerhafte Gesamtenergie bzw. täglich aufgenommene Kalorien reduzieren. Die „Einfuhr" der Kalorien durch Nahrung und Getränke und ihre „Ausfuhr" durch Grundumsatz und Bewegung müssen wie bei einer Waage im Einklang sein.

Um Ihren persönlichen Einklang bzw. Kalorientagesbedarf zu finden, lassen Sie ihn am besten durch eine Ernährungsfachkraft, etwa eine Diätassistentin oder einen Ökotrophologen, ermitteln. Denn jeder Mensch ist ein Individuum und hat seinen eigenen Waage-Einklang. Außerdem hat jeder Mensch unterschiedliche Vorlieben, Tagesabläufe und Erkrankungen, die berücksichtigt werden sollten. So halten Sie auch besser durch, wenn Sie Kalorien reduzieren und weniger essen.

Spezialdiät bei Arthrose?
Bestimmte Diäten bei Arthrose sind wissenschaftlich nicht belegt. Außerdem bergen sie die Gefahr einer Mangelernährung. Eine lacto-vegetarische Ernährung, wie oben beschrieben, hat jedoch eindeutige Vorteile.

Auch wenn wir von einer Wunderpille träumen, die uns ohne eigenes Zutun auf einen Schlag schmerzfrei macht: Vertrauen Sie nicht auf die Wunderpräparate, wie sie in Zeitschriften oder im Internet angeboten werden. Die beste Basis für Ihre Schmerzfreiheit ist immer Bewegung und richtige Ernährung! Grundsätzlich gilt: Reduzieren Sie Arachidon- und Linolsäure stark und erhöhen Sie die Zufuhr von Omega-3-Fettsäuren. Auch auf Alkohol und Zigaretten sollten Sie weitestgehend verzichten.

Der optimale Tagesplan

Damit Sie sich vorstellen können, wie jemand sein Gewicht hält, zeigen wir auf Seite 42 den Tagesplan für eine Frau in mittlerem Alter, die 65 kg wiegt und eine sitzende Tätigkeit ausübt. Ihr Tagesbedarf liegt bei etwa 2000 Kalorien. Die Auswahl enthält natürlich entzündungshemmende Lebensmittel. Rechts haben wir den Tagesbedarf der gleichen Person mit Rezepten aus unserem Rezeptteil (ab S. 54) erstellt.

Der optimale Tagesplan

OPTIMALE LEBENSMITTELAUSWAHL	OPTIMALE GERICHTE AUS UNSEREM REZEPTTEIL
Frühstück: ca. 500 kcal 1 Dinkelbrötchen (70–80 g) 1 Scheibe Vollkornbrot (40 g) 100 g Magerquark 20 g Honig 20 g Konfitüre	**Frühstück: ca. 450 kcal** 1 Dinkelbrötchen (70–80 g) 1 Scheibe Vollkornbrot (40 g) 50 g Magerquark 20 g Honig oder 20 g Konfitüre 1 Portion Käse-Walnusscreme (Rezept S. 55) oder eine Portion Schokomüsliquark mit karamellisierten Walnüssen (Rezept S. 54)
Zwischenmahlzeit: ca. 300 kcal 150 g Naturjoghurt, 1,5 % Fett 25 g Walnüsse	**Zwischenmahlzeit: ca. 320 kcal** 1 Frühstücksbeerenshake (Rezept S. 55)
Mittagessen: ca. 600 kcal 300 g Salzkartoffeln 250 g Gemüse 150 g Lachsfilet 10 g Biorapsöl zum Braten/für Gemüse und Salat	**Mittagessen: ca. 700 kcal** Schnelle Fenchelpfanne mit Rotweinrahm- soße und Bandnudeln (Rezept S. 60)
Zwischenmahlzeit: ca. 100 kcal 1 kleine Banane	**Zwischenmahlzeit: ca. 100 kcal** 1 Scheibe Vital-Tassenbrot (Rezept S. 54) mit 20 g Honig
Abendessen: ca. 500 kcal 2 Scheiben Vollkornbrot (100 g) 20 g Frischkäse 40 g Schnittkäse, 45 % Fett i. Tr. 50 g Geflügelbrust 300 g frisches Gemüse (am besten als Rohkost mit dem Frischkäse oder gedünstet in etwas Brühe)	**Abendessen: ca. 600 kcal** 2 Scheiben Vollkornbrot (100 g) 1 Portion leichter Heringssalat (Rezept S. 71)

Solange unsere Testperson in diesem Rahmen Energie zu sich nimmt, wird sich an ihrem Gewicht nichts verändern. Wenn sie mehr isst, etwa eine halbe Tafel Schokolade täglich – das sind 300 kcal –, nimmt sie solange zu, bis ihr Gewicht bei ca. 75 bis 84 kg stehen bleibt. Das heißt, sie nimmt anstatt 2000 kcal am Tag 2300 kcal zu sich, und diese Spanne von 300 Kalorien fördert eine solche Gewichtszunahme. Wie schnell das geht, ist von Mensch zu Mensch verschieden – aber alle nehmen über kurz oder lang zu.

Würde unsere Testperson nun die Energie der Schokolade durch Sport oder Verzicht reduzieren, würde sich das Übergewicht nach und nach auf das ursprüngliche Körpergewicht von 65 kg zurückverlagern. Dies würde auch funktionieren, wenn sie z. B. die Kalorien von einer der drei Hauptmahlzeiten halbiert, also etwa anstatt 600 Kalorien Mittagessen nur 300 Kalorien verzehren würde. Fazit: Die Kalorienbilanz ist entscheidend!

Der Lebensmittelbaukasten

Um Ihnen die Auswahl der geeigneten Lebensmittel zu erleichtern, haben wir einen Baukasten für Sie entwickelt. Im Baukasten sind die Zutaten für Ihre entzündungshemmende Lebensmittelauswahl aufgeführt: Acht Bausteine bilden den Grundstock Ihrer arthrosegerechten Ernährung. Suchen Sie sich die günstigsten Lebensmittel aus und verzichten Sie möglichst auf Zutaten, die nicht so ideal bei Arthrose sind.

Baustein 1: Gemüse und Hülsenfrüchte

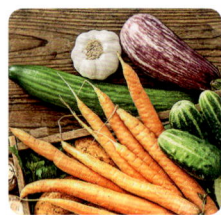

GÜNSTIG	NICHT SO IDEAL
• Vitamin-C-reiche Gemüsesorten: Fenchel, Brokkoli, Paprika, Rosen- und Grünkohl, Sauerkraut (entzündungshemmend) • Carotinoide: in Kürbis, Karotten und Tomate (entzündungshemmend) • außerdem: alle Blattsalatsorten, Bohnen, Gurke, Spinat, Zucchini, Pilze, Radieschen, Steckrübe und alle weiteren Kohlarten, Linsen, Erbsen, Kichererbsen und Spargel • Hülsenfrüchte wie Linsen, weiße und rote Bohnen sowie Kichererbsen • Tiefkühlgemüse ohne die Zugabe von weiteren Zusätzen • Tomaten in Dosen, Glas oder Tetra Pack: sehr gut durch den hohen Lycopingehalt (Lycopin ist ein Entzündungshemmer) • Zwiebeln und Knoblauch (antibakteriell durch ihren Sulfid-Anteil) • Curry, Kurkuma und Ingwer (schmerzlindernd durch das enthaltene Curcumin) • Chili (durchblutungsfördernd) • ätherische Öle in frischen, tiefgekühlten und getrockneten Kräutern (schmerzlindernd)	• Tiefkühlgemüse mit gehärteten Fetten und Zusatzstoffen wie Verdickungsmitteln, Emulgatoren und Geschmacksverstärkern • Eingemachtes Gemüse aus der Dose oder Gläsern. Ausnahmen: Tomate, Hülsenfrüchte, Sauerkraut – jedoch ohne Zusatzstoffe

!

Essen Sie Obst und Gemüse „farbenfroh", denn die verschiedenen sekundären Pflanzenstoffe wirken entzündungshemmend.

Baustein 2: Obst

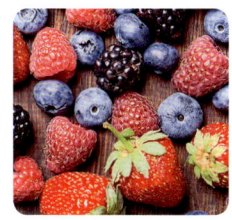

GÜNSTIG	NICHT SO IDEAL
• Vitamin-C-reiches Obst: Kiwi, Erdbeere, schwarze Johannisbeere, allgemein Zitrusfrüchte (entzündungshemmend) • Aprikosen, Äpfel, alle Beerensorten, Pflaumen, Zwetschgen, Nektarine, Pfirsich und Wassermelone	• Obst in Dosen oder Gläsern • große Mengen an Bananen und Trauben • Trockenfrüchte in großen Mengen

Baustein 3: Getreide, Brot, Kartoffeln

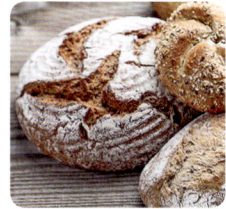

GÜNSTIG	NICHT SO IDEAL
• Haferflocken, Müsli ohne Zucker und Zusatzstoffe • Mehl, Vollkorn- oder Mischbrote aus Urgetreide wie Emmer, Dinkel und Einkorn (das Brot sollte ohne Zusatz- und Farbstoffe sein) • Kartoffeln in allen Varianten (auf die Fettzugabe achten) • wenig Reis und wenig Nudeln	• Fertigmüsli mit hohem Zuckeranteil • Mehl und Brote aus Weizen mit vielen Zusatzstoffen • Pommes, Bratkartoffeln und Kartoffelpüree (selbst hergestellt mit wenig Fett: kein Problem!)

Baustein 4: Fisch und Meeresfrüchte

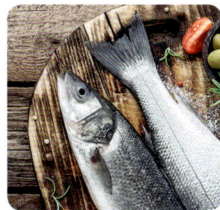

GÜNSTIG	NICHT SO IDEAL
• Fische mit einem hohen Anteil an Omega-3-Fettsäuren: Sardellen, Lachs und Hering, aber auch Forelle, Makrele, Steinbutt, Wels, Karpfen und Kabeljau • Krabben, Shrimps, Hummer und Garnelen	• Fisch in Dosen mit Sonnenblumenöl, Fisch mit fetten und zusatzstoffreichen Soßen, panierter Fisch

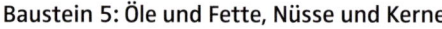

Baustein 5: Öle und Fette, Nüsse und Kerne

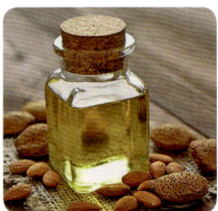

GÜNSTIG	NICHT SO IDEAL
• für kalte Speisen Öle mit hohem Anteil an Omega-3-Fettsäuren: Walnussöl, Biorapsöl, Leinöl, Hanföl, aber auch Olivenöl, Kürbiskernöl und Traubenkernöl • ideal zum Braten: Biorapsöl und in kleinen Mengen Kokosöl • Wal-, Hasel-, Macadamia-, Cashewnüsse bis zu 30 g täglich (als Nasch-Ersatz), gern auch Mandeln, Pinien- und Kürbiskerne	• Sonnenblumen-, Distel-, Erdnuss- und Maiskeimöl (enthalten große Mengen ungünstige Linolsäure) • Butter-, Schweine- und Gänseschmalz, Mayonnaise und Palmfett • Sonnenblumenkerne und gesalzene bzw. verarbeitete Nüsse

Baustein 6: Milchprodukte

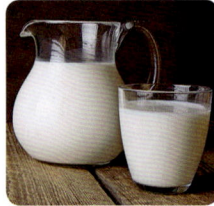

GÜNSTIG	NICHT SO IDEAL
• fettreduzierte Milchprodukte wie Milch und Joghurt bis 1,5 % Fett, Quark bis 20 % Fett und Buttermilch • saure Sahne und Frischkäse, in kleinen Mengen sind aber auch Schmand und Sahne tolerierbar (ca. 25 g pro Portion) • Käse von 30–45 % Fett i. Tr., Harzer Käse: 150 g pro Portion • Feta, Mozzarella und körniger Frischkäse: bis ca. 100 g pro Portion	• fertig zubereitete Industrieprodukte mit Zusätzen und Glukose-Fruktosesirup wie Fruchtbuttermilch, Fruchtmilch, Pudding, Fruchtjoghurt und Fruchtquark (am besten selbst mit Obst herstellen) • fette Käsesorten über 45 % Fett i. Tr.

Baustein 7: Fleisch, Wurst und Eier

GÜNSTIG	NICHT SO IDEAL
• Geflügelfleisch (Huhn, Pute) in Bioqualität oder aus guter Aufzucht (zwei Portionen pro Woche: ca. 125 g pro Portion) • alternativ: mageres Rind und Kalbfleisch, auch mageres Wildfleisch (zwei Portionen pro Woche: ca. 125 g pro Portion) • pro Woche max. 100 g Geflügelaufschnitt oder Corned Beef • max. drei Eier pro Woche	• alles vom Schwein (sehr viel entzündungsfördernde Arachidonsäure enthalten)

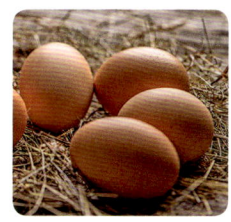

Baustein 8: Getränke

GÜNSTIG	NICHT SO IDEAL
• mineralstoffreiches Wasser • Tee ohne Zucker, Kaffee in geringen Mengen (max. 400 ml pro Tag)	• alkoholische Getränke • Milchmixgetränke, Fruchtsäfte, Eistee und Softdrinks

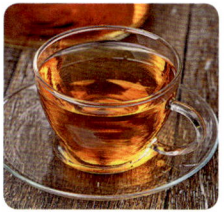

Viel Obst und Gemüse bilden die Grundlage für eine entzündungshemmende Ernährung.

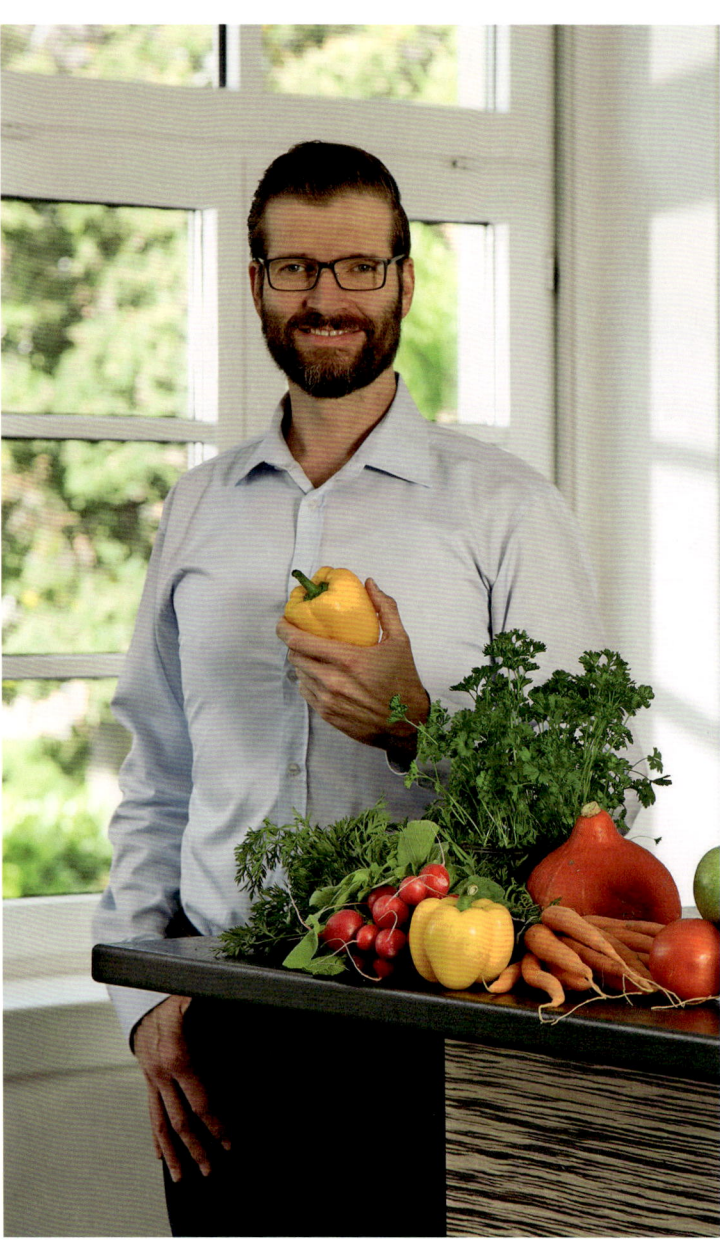

Gesunde Ernährung auf einen Blick

- Verwenden Sie vorwiegend saisonale und industriell unverarbeitete Produkte.
- Verzehren Sie weniger Fleisch- und Wurstwaren und vor allem weniger arachidonsäurereiche Sorten, dafür mehr Gemüse und Obst.
- Essen Sie mehr fettarme Kartoffelgerichte und Hülsenfrüchte, dafür weniger Nudeln und Reis.
- Nüsse, vor allem Walnüsse bieten eine perfekte Entzündungsprophylaxe! Jedoch Vorsicht bei der Tagesmenge: Sie haben auch viele Kalorien.
- Fetter Seefisch wie z. B. Lachs, Makrele, Sardine oder auch Hering enthalten entzündungshemmende Fettsäuren und reduzieren Ihre Schmerzen.
- Verwenden Sie vorwiegend natives, also kaltgepresstes Raps- und Olivenöl. Zur Ergänzung in Ihrem Ölbestand sind Pflanzenöle wie Walnuss-, Kürbiskern- und Leinöl die richtige Wahl.

Der Wochenkontrollplan

Wochenkontrollpläne sind dafür gedacht, einen Überblick über die Lebensmittel zu erlangen, die Sie idealerweise innerhalb einer Woche verzehren sollten. Kennzeichnen Sie die verzehrte Menge in der jeweiligen Lebensmittelgruppe bzw. haken Sie sie ab, so sehen Sie schnell, was Ihnen noch fehlt oder wovon Sie vielleicht zu viel zu sich nehmen.

In den Wochenkontrollplänen sind neben den empfohlenen Nahrungsmitteln auch Mengenangaben genannt. Die Grammangaben bzw. Mengeneinheiten sind für Personen mit Übergewicht gedacht. So können Sie eventuelles Übergewicht reduzieren. Wenn Sie schlank sind, brauchen Sie sich um die Mengenangaben nicht kümmern.

Weil für Männer und Frauen unterschiedliche Mengen gelten, haben wir jeweils getrennte Wochenkontrollpläne erstellt.

Beispielhafter Wochenplan mit dem Lebensmittelbaukasten für Frauen

LEBENSMITTEL	MO	DI	MI	DO	FR	SA	SO
Baustein 1: Obst							
Obst (ca. 350 g)							
10 g Honig/Konfitüre (als süßer Aufstrich)							
Baustein 2: Gemüse und Hülsenfrüchte							
Gemüse (ca. 450 g, gegart oder roh) inkl. Hülsenfrüchte und Salat							
Baustein 3: Getreide, Brot, Kartoffeln							
2 kleine Scheiben Vollkornbrot (75–80 g)							
2 EL Getreideflocken (25–35 g)							
Reis (trocken: 60 g/gekocht: 150 g)							
Nudeln (trocken: 60 g/gekocht: 135 g)							
Kartoffeln (zubereitet: 290–320 g)							
Baustein 4: Fisch und Meeresfrüchte							
wöchentlich 2–3 Portionen Seefisch (170–200 g)							
Baustein 5: Öle und Fette, Nüsse und Kerne							
7 g Butter							
3 Esslöffel Öl (12 g)							
Baustein 6: Milchprodukte							
1 Tasse Milch (200 ml)							
1 Becher Joghurt (150 g) (1,5 % Fett)							
2 Scheiben Käse (ca. 60–70 g) (max. 30 % Fett i. d. Tr.)							

LEBENSMITTEL	MO	DI	MI	DO	FR	SA	SO
Baustein 7: Fleisch, Wurst und Eier							
wöchentlich 2 Portion Fleisch (120–130 g)							
wöchentlich 2 x 2 Scheiben fettreduzierte Wurst (30–50 g)							
wöchentlich 3 Eier							
Baustein 8: Getränke							
mindestens 1,5 l Flüssigkeit in Form von Mineralwasser, Früchte- und Kräutertees							

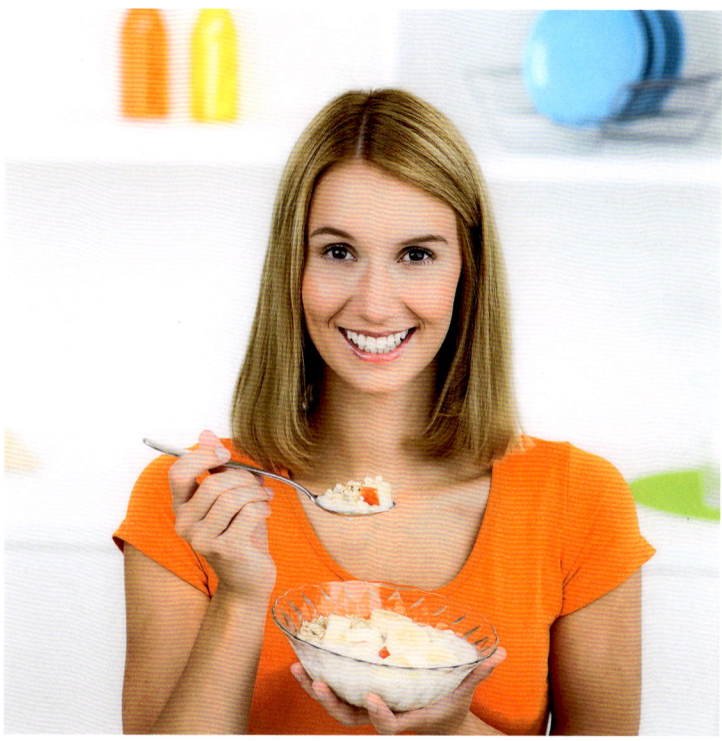

Der Wochenkontroll-plan für Frauen enthält etwas weniger Lebensmittel und ist folglich kalorienärmer.

Beispielhafter Wochenplan mit dem Lebensmittelbaukasten für Männer

LEBENSMITTEL	MO	DI	MI	DO	FR	SA	SO
Baustein 1: Obst							
Obst (ca. 400 g)							
20 g Honig/Konfitüre							
Baustein 2: Gemüse und Hülsenfrüchte							
Gemüse (ca. 550 g, gegart oder roh) inkl. Hülsenfrüchte und Salat							
Baustein 3: Getreide, Brot, Kartoffeln							
ca. 150 g Vollkornbrot							
3 EL Getreideflocken (ca. 40 g)							
Reis (trocken: 100 g/gekocht: 250 g)							
Nudeln (trocken: 100 g/gekocht: 220 g)							
Kartoffeln (zubereitet: 480–500 g)							
Baustein 4: Fisch und Meeresfrüchte							
wöchentlich 2–3 Portionen Seefisch (180–210 g)							
Baustein 5: Öle und Fette, Nüsse und Kerne							
7 g Butter							
3 Esslöffel Öl (25 g)							
Baustein 6: Milchprodukte							
1 große Tasse Milch (300 ml)							
1 Becher Joghurt (150 g) (1,5 % Fett)							
2 Scheiben Käse (ca. 70–80 g) (max. 30 % Fett i. d. Tr.)							

LEBENSMITTEL	MO	DI	MI	DO	FR	SA	SO
Baustein 7: Fleisch, Wurst und Eier							
wöchentlich 2 Portion Fleisch (120–130 g)							
wöchentlich 2 x 2 Scheiben fettreduzierte Wurst (30–50 g)							
wöchentlich 3 Eier							
Baustein 8: Getränke							
mindestens 1,5 l Flüssigkeit in Form von Mineralwasser, Früchte- und Kräutertees							

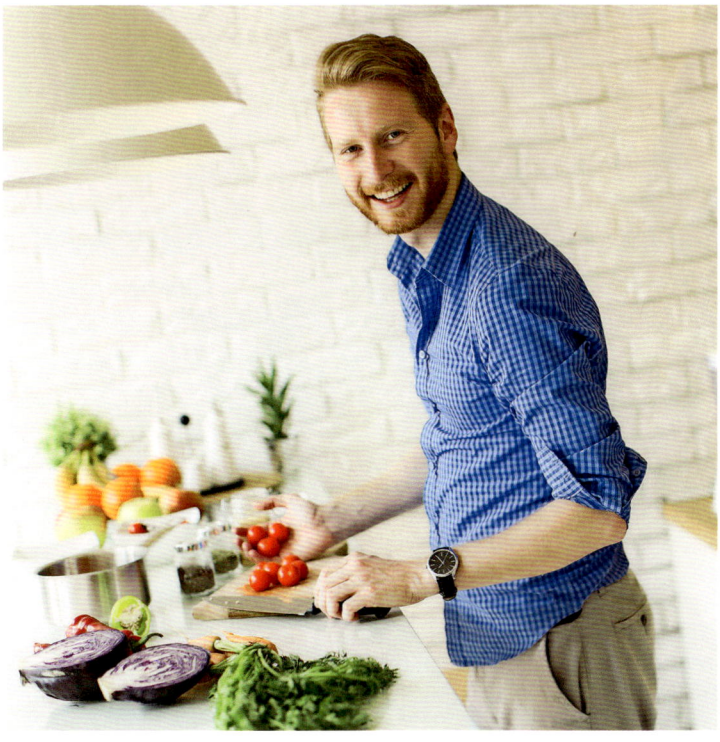

Der Wochenkontroll-plan für Männer enthält etwas mehr Lebensmittel und ist folglich kalorien-reicher.

ENTZÜNDUNGSHEMMENDE REZEPTE

FRÜHSTÜCKE

Vital-Tassenbrot

Zubereitungszeit: ca. 15 Minuten + 2 Stunden Quellzeit + 1 Stunde Ofenzeit

Nährwerte pro Portion:

575 kJ/137 kcal	5 g Ballaststoffe
4 g Eiweiß	5 g mehrf. unges. Fettsäuren
7 g Kohlenhydrate	2 g einf. unges. Fettsäuren
10 g Fett	1 g ges. Fettsäuren

Zutaten für 15 Scheiben

50 g geschrotete Leinsamen

100 g grob gehackte Walnüsse

50 g gemahlene Mandeln

120 g Kleinblatt-Haferflocken

50 g Flohsamenschalen

2 EL Honig

2 EL Bio-Rapsöl

1 TL Salz

400 ml lauwarmes Wasser

Zubereitung

1   Alle Zutaten in eine Kastenform (22,5 x 13,5 x 6 cm) füllen und gut vermengen.

2   Das Brot 2 Stunden zugedeckt an einem warmen Ort ruhen lassen. Dann bei 180 °C auf mittlerer Schiene im Ofen 20 Minuten backen. Das Brot aus der Form nehmen und 40 Minuten bei 180 °C auf mittlerer Schiene fertigbacken.

Schokomüsliquark

Zubereitungszeit: ca. 10 Minuten

Nährwerte pro Portion:

2070 kJ/493 kcal	6 g Ballaststoffe
23 g Eiweiß	17 g mehrf. unges. Fettsäuren
39 g Kohlenhydrate	4 g einf. unges. Fettsäuren
26 g Fett	3 g ges. Fettsäuren

Zutaten für 2 Portionen

1 TL Zucker

3 EL grob gehackte Walnüsse

1 Banane

250 g Magerquark

2 EL Haferflocken

1 EL Leinöl

1 EL Kakaopulver (stark entölt)

1 TL Honig

Zubereitung

1   In einer kleinen Pfanne den Zucker erhitzen, die Walnüsse dazugeben und leicht karamellisieren. Die Banane in Scheiben schneiden und in eine Schüssel geben.

2   Magerquark, Haferflocken, Leinöl und Kakaopulver mit 2 EL Wasser in die Schüssel geben und vermengen. Das Müsli in zwei Frühstücksschalen füllen und die karamellisierten Walnüsse darüber verteilen.

Frühstücksbeerenshake

Zubereitungszeit: ca. 10 Minuten

Nährwerte pro Portion:

1000 kJ/239 kcal	5 g Ballaststoffe
2 g Eiweiß	11 g mehrf. unges. Fettsäuren
19 g Kohlenhydrate	3 g einf. unges. Fettsäuren
16 g Fett	2 g ges. Fettsäuren

Zutaten für 2 Portionen

300 g frische oder TK-Beeren

1 Karotte

¼ Bund Minze

2 EL Leinöl

1 EL Honig

etwas Ingwerabrieb (nach Belieben)

300 ml Wasser

Zubereitung

Alle Zutaten in den Mixer geben, sehr fein mixen und genießen.

TIPP

Leinöl ist der absolute Spitzenreiter unter den Ölen – es ist mit rund 60 % α-Linolensäure ein hochwertiger und effektiver Entzündungshemmer. Verwenden Sie Leinöl in kalten Speisen und mindestens 1 EL täglich. Frisches Leinöl in kleinen Flaschen kaufen und zügig verbrauchen – dann wird das Öl auch nicht bitter!

Käse-Walnusscreme

Zubereitungszeit: ca. 10 Minuten

Nährwerte pro Portion:

213 kJ/51 kcal	1 g Ballaststoffe
4 g Eiweiß	0,1 g mehrf. unges. Fettsäuren
3 g Kohlenhydrate	1 g einf. unges. Fettsäuren
2 g Fett	1 g ges. Fettsäuren

Zutaten für 10 Portionen

50 g (1 Bund) Kräuter (Kresse, Schnittlauch, Majoran)

4 Backpflaumen

50 g würziger Bergkäse

50 g Walnüsse

150 g Frischkäse

1 Spritzer Zitronensaft

½ TL Zitronenabrieb

Salz, Pfeffer

Zubereitung

1 Die Kräuter waschen und fein schneiden. Die Backpflaumen sehr fein würfeln, den Bergkäse sehr fein in eine Schüssel reiben. Die Walnüsse sehr klein hacken, mit dem Frischkäse, den Kräutern und den Backpflaumenwürfeln in die Schüssel geben.

2 Mit dem Zitronensaft und dem Zitronenabrieb versehen und alles miteinander vermischen. Mit wenig Salz und Pfeffer abschmecken.

Curry-Apfel-Aufstrich

Zubereitungszeit: ca. 10 Minuten

Nährwerte pro Portion:

213 kJ/51 kcal	1 g Ballaststoffe
5 g Eiweiß	0,1 g mehrf. unges. Fettsäuren
4 g Kohlenhydrate	0,3 g einf. unges. Fettsäuren
1 g Fett	1 g ges. Fettsäuren

Zutaten für 8 Portionen

100 g Sellerie

2 Karotten

1 Apfel

200 g körniger Frischkäse

100 g Magerquark

1 TL Currypulver

Salz, Pfeffer

Zubereitung

Sellerie, Karotte und den entkernten Apfel putzen und in eine Schüssel fein raspeln. Fischkäse, Magerquark und Currypulver dazugeben. Alles gut vermengen und mit Salz und Pfeffer abschmecken.

Thunfisch-Aufstrich

Zubereitungszeit: ca. 20 Minuten

Nährwerte pro Portion:

400 kJ/96 kcal	1 g Ballaststoffe
5 g Eiweiß	0,8 g mehrf. unges. Fettsäuren
1 g Kohlenhydrate	6 g einf. unges. Fettsäuren
8 g Fett	1 g ges. Fettsäuren

Zutaten für 8 Portionen

20 g (½ Bund) mediterrane Kräuter

50 g getrocknete Tomaten (nicht in Öl eingelegt)

50 g schwarze Oliven

1 Dose Thunfisch in Wasser

(140 g Abtropfgewicht)

3 EL Olivenöl

Salz, Pfeffer

Zubereitung

1 Kräuter waschen, schneiden und in eine Schüssel geben. Getrocknete Tomaten und Oliven grob schneiden und dazugeben.
2 Thunfisch und Olivenöl ebenfalls in die Schüssel geben und alles sehr fein pürieren. Mit Salz und Pfeffer abschmecken.

TIPP

Thunfisch steht mit Hering an vorderster Stelle in Bezug auf Omega-3-Fettsäuren. Versuchen Sie Biofische zu beziehen, denn hier können Sie ethisch einwandfreie und schadstofffreie Produkte erwarten.

HAUPTGERICHTE

Lachs mit grünem Spargel und Estragon-Senf-Chilisoße

Zubereitungszeit: ca. 40 Minuten inklusive Ofenzeit

Nährwerte pro Portion:

2459 kJ/589 kcal	4 g Ballaststoffe
42 g Eiweiß	9 g mehrf. unges. Fettsäuren
8 g Kohlenhydrate	17 g einf. unges. Fettsäuren
42 g Fett	11 g ges. Fettsäuren

Zutaten für 4 Portionen

1,2 kg grüner Spargel

4 Bogen Backpapier

Zucker

4 EL Biorapsöl

geriebene Schale einer Biozitrone

Salz, Pfeffer

4 Stücke Lachs (à ca. 170 g, ohne Haut)

9 Stiele Estragon

Küchengarn

3 Schalotten

200 g Frischkäse, Schmand oder saure Sahne

1–2 TL Senf

eventuell etwas Gemüsebrühe

TIPP

Lachs ist ein fettreicher Fisch, aber auch reich an mehrfach ungesättigten Fettsäuren. Diese Omega-3-Fettsäuren haben einen positiven Einfluss auf die Arthrose. Außerdem schützen sie vor koronaren Gefäßerkrankungen. Mit ca. 35 µg Jod/100 g trägt Lachs auch zur Jodversorgung bei. Nicht zu vergessen sind Vitamin D zum Einbau von Kalzium in die Knochen, was auch wichtig für Ihre Gelenke ist.

Zubereitung

1   Spargel waschen und im unteren Drittel schälen, 1 cm vom Ende abschneiden. Den Spargel der Länge nach halbieren. Die Backpapierbögen auslegen und den Spargel gleichmäßig auf den Bögen verteilen.

2   Den Zucker leicht in einem kleinen Topf karamellisieren, Hitze reduzieren und 3 EL Biorapsöl dazugeben. Die Zitronenschale in den Topf zum Öl geben, mit etwas Salz und Pfeffer würzen. Das Zitronenöl gleichmäßig auf den Spargelhälften verteilen.

3   Die Lachsstücke mit kaltem Wasser abspülen, leicht salzen und pfeffern, auf den Spargel geben und einen Estragonstiel darauflegen. Das Backpapier wie ein Bonbon mit Küchengarn verschließen. Bei ca. 200 °C auf mittlerer Schiene im Ofen ca. 20 Minuten garen.

4   Die Schalotten abziehen und in feine Ringe schneiden. Mit 1 EL Biorapsöl die Schalotten in einem kleinen Töpfchen anbraten, Frischkäse und Senf dazugeben und Hitze reduzieren. Die restlichen Estragonblättchen hacken und ebenfalls in das Töpfchen geben. Die Soße mit Salz und Pfeffer abschmecken. Eventuell die Soße mit etwas Gemüsebrühe flüssiger rühren.

5   Die Päckchen aus dem Ofen nehmen und öffnen. Spargel und Lachs vorsichtig auf vier Teller verteilen und mit der Soße darauf anrichten. Dazu passen Ofenkartoffeln.

Spinatgnocchi

Zubereitungszeit: ca. 45 Minuten inklusive Ofenzeit

Nährwerte pro Portion:

2288 kJ/547 kcal	5 g Ballaststoffe
28 g Eiweiß	2 g mehrf. unges. Fettsäuren
51 g Kohlenhydrate	5 g einf. unges. Fettsäuren
24 g Fett	7 g ges. Fettsäuren

Zutaten für 4 Portionen

1 Zwiebel

1 Knoblauchzehe

1 EL Olivenöl

1 TL Zucker

1 EL Balsamico-Essig

ca. 800 g gewürfelte Tomaten (Dose) oder

500 g frische Minitomaten + 300 ml passierte Tomaten

Salz, Pfeffer

250 g Ricotta

200–300 g Mehl

70 g Parmesan für die Gnocchi

50 g Parmesan, grob geraspelt

2 Eier

Muskat

250 g Blattspinat, frisch oder TK

50 g Pinienkerne

Zubereitung

1 Zwiebel und Knoblauch abziehen und würfeln. Olivenöl in einem mittleren Topf erhitzen. Zucker dazugeben und leicht karamellisieren, dann Zwiebel und Knoblauch dazugeben und leicht anbraten. Mit Balsamico-Essig ablöschen und die Tomaten dazugeben. Mit wenig Hitze 5 Minuten köcheln lassen und mit Salz und Pfeffer würzen.

2 Ricotta, Mehl (Menge je nach Konsistenz), den fein geriebenen Parmesan und die Eier zu einem Teig verrühren. Den Blattspinat mit dem Teig vermengen und mit Pfeffer, Salz und einer Prise Muskat würzen. (Tiefkühlspinat: auftauen, sehr gut ausdrücken und fein hacken; frischer Spinat: putzen und fein hacken.)

3 Salzwasser aufsetzen, kurz aufkochen und mit zwei Esslöffeln 3–4 cm große Gnocchi formen. Die Gnocchi ins siedende Wasser geben und 8–10 Minuten ziehen lassen.

4 Die Tomatensoße in eine Auflaufform geben und die Gnocchi darauf verteilen. Die Pinienkerne und den restlichen Parmesan über die Gnocchi verteilen. Bei 180 °C 15–20 Minuten überbacken.

TIPP

Dass Spinat eisenhaltig ist, war leider ein Tippfehler – Forscher hatten einfach ein Komma vergessen. Jedoch enthält Spinat im Vergleich zu anderen Gemüsesorten immer noch einen hohen Eisenanteil. Eisen aus Fleisch kann unser Körper trotzdem besser verwerten. Beim Eisen aus Pflanzen benötigen wir zusätzlich etwas Vitamin C, z. B. Saft, Kartoffel oder Paprika. Sekundäre Pflanzenstoffe im Spinat wirken cholesterinsenkend und entzündungshemmend. Der hohe Kaliumanteil sorgt für eine Reduktion des Blutdrucks, Folsäure für die Blutbildung und Zellteilung und Vitamin A für das Wachstum von Nervenzellen und intakte Haut und Schleimhäute.

Rigatoni mit Oliven-Erbsen-Kirschtomatensugo

Zubereitungszeit: ca. 20 Minuten

Nährwerte pro Portion:

2222 kJ/531 kcal	9 g Ballaststoffe
16 g Eiweiß	3 g mehrf. unges. Fettsäuren
54 g Kohlenhydrate	15 g einf. unges. Fettsäuren
26 g Fett	5 g ges. Fettsäuren

Zutaten für 4 Personen

4 Schalotten

2 Knoblauchzehen

1 Chili

250 g Kirschtomaten

100 g schwarze Oliven

3 EL Olivenöl

1 TL Tomatenmark

1 Prise Zucker

250 g TK-Erbsen

150–200 ml Gemüsebrühe

(ohne Zusatzstoffe)

30–50 g (½–1 Bund) mediterrane Kräuter

250 g Rigatoni

Salz, Pfeffer

100 g Parmesan

Zubereitung

1 Schalotten in Ringe schneiden, Knoblauch und Chili grob schneiden, Kirschtomaten halbieren. Die Oliven in Ringe schneiden.

2 Das Olivenöl in einem Topf erhitzen, Schalotten, Knoblauch, Tomatenmark, Zucker darin glasig dünsten. Chili und Oliven dazugeben und ca. 2 Minuten mitdünsten. TK-Erbsen und Gemüsebrühe dazugeben und weitere 2 Minuten dünsten, dann die mediterranen Kräuter untermengen und zugedeckt auf der ausgeschalteten Herdplatte ruhen lassen.

3 Die Rigatoni in reichlich Salzwasser kochen. Den Sugo im Topf mit Salz und Pfeffer abschmecken und die fertigen abgetropften Nudeln mit den halbierten Kirschtomaten sehr vorsichtig unterheben. Mit geriebenem Parmesan bestreut servieren.

TIPP

Capsaicin in Chili ist ein wichtiger Entzündungshemmer.

Schnelle Fenchelpfanne mit Rotweinrahmsoße und Bandnudeln

Zubereitungszeit: ca. 15 Minuten

Nährwerte pro Portion:

2599 kJ/621 kcal	13 g Ballaststoffe
26 g Eiweiß	4 g mehrf. unges. Fettsäuren
76 g Kohlenhydrate	6 g einf. unges. Fettsäuren
18 g Fett	5 g ges. Fettsäuren

Zutaten für 2 Personen

4 Schalotten

1 Knoblauchzehe

2 mittelgroße Karotten

2 kleine Fenchelknollen

1 EL Biorapsöl

2 EL Tomatenmark

75 ml lieblicher Rotwein

½ TL Majoran

1 EL Paprikapulver

Salz, Pfeffer

100 g Frischkäse

150 ml Gemüsebrühe (ohne Zusatzstoffe)

160 g Bandnudeln

30 g Emmentaler oder Parmesan

Zubereitung

1 Schalotten und Knoblauchzehe abziehen und grob hacken. Karotten schälen und würfeln. Fenchelknollen waschen, das Fenchelgrün abschneiden und beiseitelegen. Fenchelknollen teilen, Strunk keilförmig herausschneiden, Stielenden abschneiden. Den Fenchel in feine Streifen schneiden.

2 Biorapsöl in einem großen Topf erhitzen, Schalotten und Knoblauch darin anbraten. Das Tomatenmark dazugeben und kurz mitbraten. Fenchel und Karottenwürfel dazugeben und mitdünsten.

3 Mit dem Rotwein ablöschen. Majoran, Paprikapulver, Salz, Pfeffer, Frischkäse und Gemüsebrühe dazugeben und glattrühren. Alles ca. 7 Minuten bei leichter Hitze und geschlossenem Deckel dünsten.

4 Die Bandnudeln kochen. Die fertige Pasta zur Soße geben, mit geriebenem Parmesan oder Emmentaler und dem Fenchelgrün garniert servieren.

TIPP

Verwenden Sie häufig Zwiebeln, Schalotten und Knoblauch. Die enthaltenen Sulfide wirken antibakteriell und entzündungshemmend.

Gurken-Kiwi-Salat

Zubereitungszeit: ca. 20 Minuten

Nährwerte pro Portion:

651 kJ/156 kcal	3 g Ballaststoffe
1 g Eiweiß	3 g mehrf. unges. Fettsäuren
9 g Kohlenhydrate	6 g einf. unges. Fettsäuren
12 g Fett	1 g ges. Fettsäuren

Zutaten für 4 Personen

2–3 EL Apfelessig

Salz, Pfeffer

1 EL Honig

3 EL Biorapsöl

30 g (½ Bund) Basilikum

1 Schalotte

1 große Salatgurke

3 Kiwis

4 Cocktailtomaten

Zubereitung

1 Aus Apfelessig, Salz, Pfeffer, Honig und Biorapsöl ein Dressing rühren. Das Bund Basilikum waschen und trocken tupfen, etwas für die Deko zurückhalten. Basilikum und Schalotte fein schneiden und ins Dressing geben.

2 Die Salatgurke in feine Scheiben schneiden, Kiwis schälen und ebenfalls in feine Scheiben schneiden. Dressing nochmals gründlich vermengen und dann die Gurken- und Kiwischeiben dazugeben und vorsichtig vermengen.

3 Die Cocktailtomaten halbieren. Den Salat auf vier Schälchen verteilen und mit den Cocktailtomatenhälften und dem Basilikum garnieren.

TIPP

100 g Kiwi enthalten rund 100 mg Vitamin C – 200 mg Vitamin C pro Tag sollten Sie zu sich nehmen.

Spargel mit Feta und Himbeerdressing

Zubereitungszeit: ca. 20 Minuten

Nährwerte pro Portion:

683 kJ/323 kcal	6 g Ballaststoffe
13 g Eiweiß	8 g mehrf. unges. Fettsäuren
10 g Kohlenhydrate	5 g einf. unges. Fettsäuren
24 g Fett	9 g ges. Fettsäuren

Zutaten für 4 Personen

150 g Himbeeren (TK)

1 kg Spargel

2–3 EL Apfelessig

Salz, Pfeffer

1 EL Honig

2 EL Walnussöl

1 EL Leinöl

200 g Feta

Zubereitung

1 Himbeeren auftauen. Spargel schälen und bissfest dämpfen.

2 Den Apfelessig mit Salz, Pfeffer, Honig und 12 Himbeeren mixen. Walnussöl und Leinöl dazugeben und weiter mixen. Eventuell in ein feines Sieb geben, um die Himbeerkerne abzusieben.

3 Den Spargel auf vier Tellern anrichten, Feta würfeln und über den Spargelstangen verteilen. Das Himbeerdressing gleichmäßig darübergeben. Die restlichen Himbeeren dekorativ auf den Salattellern anrichten. Baguette oder Bauernbrot dazu servieren.

TIPP

Wenn es mal schnell gehen muss oder Sie Lust auf Beeren haben: Die wichtigen Antioxidanzien und Vitamine für Ihre Schmerzreduktion bleiben auch bei Tiefkühlprodukten beständig.

Karotten-Kohlrabirohkost mit Frischkäse-Senfdressing

Zubereitungszeit: ca. 20 Minuten

Nährwerte pro Portion:

683 kJ/164 kcal	4 g Ballaststoffe
6 g Eiweiß	5 g mehrf. unges. Fettsäuren
11 g Kohlenhydrate	2 g einf. unges. Fettsäuren
9 g Fett	2 g ges. Fettsäuren

Zutaten für 4 Portionen

3 Karotten

1 Kohlrabi

2 Lauchzwiebeln

2–3 EL Apfelessig

Salz, Pfeffer, Majoran

1 Prise Zucker

1 EL Senf

1 EL Walnussöl

1 EL Leinöl

100 g Frischkäse

Zubereitung

1   Karotten und Kohlrabi schälen, die Lauchzwiebeln abziehen. Apfelessig, Salz, Pfeffer, Majoran, Zucker und Senf vermengen. Karotten und Kohlrabi raspeln, Lauchzwiebeln in Ringe schneiden.

2   Walnussöl, Leinöl und Frischkäse zum Dressing geben und alles gut vermengen (eventuell pürieren). Karotten, Kohlrabi und Lauchzwiebeln mit dem Dressing vermengen.

TIPP

Walnussöl wird kaltgepresst und ist ein sehr hochwertiges Pflanzenöl. Es besitzt einen intensiven Geschmack und eignet sich hervorragend für Blattsalat, Feldsalat und sogar süße Speisen wie z. B. Nusskuchen. Das Öl wird sehr schnell ranzig und sollte deshalb nur in geringen Mengen gekauft werden. Walnussöl enthält eine gute Portion entzündungshemmender alpha-Linolensäure.

Wildkräuterpesto mit Bulgur und Radieschentopping

Zubereitungszeit: ca. 20 Minuten

Nährwerte pro Portion:

2164 kJ/518 kcal	8 g Ballaststoffe
12 g Eiweiß	7 g mehrf. unges. Fettsäuren
40 g Kohlenhydrate	13 g einf. unges. Fettsäuren
33 g Fett	6 g ges. Fettsäuren

Zutaten für 4 Personen

2 Frühlingszwiebeln

1 EL Biorapsöl

200 g Bulgur

400 ml Gemüsebrühe (ohne Zusatzstoffe)

75 g (1 Bund) Wildkräuter (Löwenzahn, Bärlauch)

25 g Pinienkerne

25 g Walnüsse

1 Biozitrone

50 ml Olivenöl

25 ml Walnussöl

50 g Parmesan

1 Bund Radieschen

1 EL frischen Meerrettich

1–2 EL Schmand

Salz, Pfeffer

Zubereitung

1 Die Frühlingszwiebeln abziehen und in feine Ringe schneiden. Biorapsöl erhitzen, Frühlingszwiebelringe mit Bulgur kurz andünsten und mit Gemüsebrühe ablöschen. Kurz aufkochen lassen und abgedeckt ca. 20 Minuten ziehen lassen.

2 Die Wildkräuter waschen und vorsichtig trocken schütteln, in eine Pürierschüssel geben. Die Pinienkerne und Walnüsse in einer Pfanne rösten und ebenfalls zu den Kräutern geben. Etwas Zitronenabrieb und einen Spritzer Zitronensaft dazugeben. Olivenöl, Walnussöl und geriebenen Parmesan in die Schüssel geben und alles fein pürieren.

3 Radieschen waschen und grob raspeln, Meerrettich fein raspeln, alles mit Schmand, Salz und Pfeffer vermengen.

4 Bulgur, Pesto und das Radieschentopping dekorativ auf einem Teller verteilen.

TIPP

Löwenzahn wird als Heilpflanze eingesetzt. Aber auch in der Küche macht er eine gute Figur. Ein Löwenzahnsalat schmeckt nicht nur lecker, sondern hilft auch bei Harnwegsentzündungen und lindert Arthrosebeschwerden. Gerade im Frühjahr sind die Blätter sehr schmackhaft und angenehm bitter. Die Blüten lassen sich übrigens nicht nur dekorativ einsetzen – sie sind auch lecker im Salat und für Desserts geeignet. Im Prinzip lässt sich der Löwenzahn wie Spinat oder Rucola verwenden.

Leichter Geflügel-Gemüsesalat mit Walnüssen

Zubereitungszeit: ca. 30 Minuten

Nährwerte pro Portion:

1775 kJ/424 kcal	5 g Ballaststoffe
33 g Eiweiß	12 g mehrf. unges. Fettsäuren
10 g Kohlenhydrate	7 g einf. unges. Fettsäuren
26 g Fett	4 g ges. Fettsäuren

Zutaten für 4 Personen

100 g Karotten

100 g Zucchini

200 g Brokkoli

50 g Walnusskerne

100 g rote Johannisbeeren

400 g Geflügelbrust

Pfeffer, Salz

Prise Zucker

2 EL Biorapsöl

30–50 g (½–1 Bund) Kräuter (Basilikum, Petersilie, Schnittlauch)

200 g Joghurt (3,5 % Fett)

50 g Remoulade

50 g Magerquark

etwas Chili

Zubereitung

1 Karotten und Zucchini putzen, waschen und schräg in dünne Streifen (Julienne) schneiden oder hobeln. Den Brokkoli waschen und in feine Röschen schneiden. Das Gemüse in Wasserdampf oder in siedendem Salzwasser bissfest dünsten und sehr gut abtropfen lassen. Die Walnusskerne zerstoßen und in einer Pfanne ohne Fett etwas rösten.

2 Die Johannisbeeren etwas abbrausen. Die Geflügelbrust in feine Streifen schneiden, in etwas Salz, Zucker und Pfeffer wenden und im Biorapsöl gar braten, abkühlen lassen. Das Gemüse, die Johannisbeeren und das Geflügelfleisch in eine Schüssel geben.

3 Die frischen Kräuter waschen und schneiden. Joghurt, Kräuter, Remoulade und Quark verrühren. Mit etwas Salz, Pfeffer und Chili abschmecken. Das Dressing mit den gerösteten Walnüssen in die Schüssel mit dem Geflügel geben und sehr vorsichtig vermengen.

TIPP

Essen Sie vorwiegend magere Fleischsorten und vor allem kein Schweinefleisch. Somit entgehen Sie der stark entzündungsfördernden Arachidonsäure. Und wenn es doch einmal Schwein sein soll: Verwenden Sie nur kleine aromagebende Mengen. Somit halten Sie die negative Arachidonsäure in Schach.

Couscous-Paprika-Minzkörbchen

Zubereitungszeit: ca. 25 Minuten + ca. 15 Minuten Ofenzeit

Nährwerte pro Portion:

1530 kJ/365 kcal	8 g Ballaststoffe
13 g Eiweiß	3 g mehrf. unges. Fettsäuren
25 g Kohlenhydrate	7 g einf. unges. Fettsäuren
22 g Fett	9 g ges. Fettsäuren

Zutaten für 4 Personen

30 g (½ Bund) Minze

30 g (½ Bund) Petersilie

½ Aubergine

1 Knoblauchzehe

1 Chili

2 EL Biorapsöl

150 ml Gemüsebrühe (ohne Zusatzstoffe)

70 g Couscous

2 rote Paprika

2 gelbe Paprika

200 g Feta

Salz, Pfeffer

Zubereitung

1 Minze und Petersilie waschen, trocken schütteln und fein schneiden. Die Aubergine waschen, putzen und fein würfeln. Knoblauchzehe abziehen und mit der Chili fein hacken.

2 Biorapsöl in einer Pfanne erhitzen, die Aubergine darin kräftig anbraten. Knoblauch und Chili zufügen, kurz mitbraten. Die Gemüsebrühe zugießen und einmal aufkochen lassen. Pfanne vom Herd ziehen und das Couscous einrühren.

3 Ca. 3 Minuten quellen lassen. Minze und Petersilie unter den Couscous rühren.

4 In der Zwischenzeit die Paprikaschoten halbieren, putzen und waschen. Den Feta klein schneiden. Die Couscousfüllung mit einer Gabel auflockern, die Hälfte des Feta in der Füllung verteilen und mit Salz und Pfeffer abschmecken. Die Füllung in den Paprikahälften verteilen und mit dem restlichen Feta bestreuen.

5 Die Paprikahälften in den Ofen setzen und 15–20 Minuten bei 180 °C auf mittlerer Schiene backen, bis die Paprika weich ist und die Schale leicht Blasen wirft.

TIPP

Zur Saison im Sommer sind Paprika ein idealer Entzündungskiller. Sie enthalten viele Antioxidanzien.

Lachs-Zucchini-Pfanne

Zubereitungszeit: ca. 25 Minuten

Nährwerte pro Portion:

2668 kJ/639 kcal	4 g Ballaststoffe
44 g Eiweiß	9 g mehrf. unges. Fettsäuren
17 g Kohlenhydrate	15 g einf. unges. Fettsäuren
43 g Fett	13 g ges. Fettsäuren

Zutaten für 2 Personen

500 g Zucchini

1 kleine Zwiebel

1 EL Biorapsöl

1 EL Mehl

75 ml Schlagsahne

75 ml Milch

250 ml Gemüsebrühe (ohne Zusatzstoffe)

2–3 TL Senf

350 g Lachsfilet (ohne Haut)

Salz, Pfeffer

etwas Zitronensaft

30–50 g (½–1 Bund) Kräuter (glatte Petersilie, Dill, Minze, Borretsch)

Zubereitung

1 Die Zucchini in 1,5 cm große Würfel scheiden, die Zwiebel abziehen und fein würfeln. Biorapsöl in einer Pfanne erhitzen und die Zwiebeln darin andünsten. Zucchiniwürfel dazugeben und 2 Minuten mitbraten. Mehl darüberstäuben und kurz mitbraten.

2 Schlagsahne, Milch, Gemüsebrühe und Senf dazugeben und bei mittlerer Hitze 8 Minuten zugedeckt schmoren lassen. Das Lachsfilet in 1,5 cm große Würfel schneiden. Zu den Zucchiniwürfeln geben und ca. 6 Minuten weiterschmoren lassen (die Lachswürfel sollten nicht verkochen). Mit Salz, Pfeffer und etwas Zitronensaft würzen.

3 Petersilie, Dill und Minze fein hacken und vor dem Servieren unter die Lachs-Zucchini-Pfanne heben.

TIPP

Auch Zucchini enthalten, wie Gurken, das schmerzstillende Spurenelement Bor.

Gemüsecremesuppe

Zubereitungszeit: ca. 25 Minuten

Nährwerte pro Portion:

1479 kJ/354 kcal	8 g Ballaststoffe
9 g Eiweiß	6 g mehrf. unges. Fettsäuren
23 g Kohlenhydrate	8 g einf. unges. Fettsäuren
23 g Fett	6 g ges. Fettsäuren

Zutaten für 4 Personen

200 g Kartoffeln

100 g Karotten

100 g Blumenkohl

50 g Sellerie

60 g Schalotten

2 EL Biorapsöl

700 ml Gemüsebrühe

100 ml Schlagsahne

ca. 500 g Spinat (TK oder frisch)

2 Scheiben Krustenbrot

30–50 g (½–1 Bund) Kräuter (Kresse, Petersilie, Majoran)

Salz, Pfeffer

1 EL Kürbiskernöl

Kerbel zum Bestreuen

Zubereitung

1 Kartoffeln, Karotten, Blumenkohl, Sellerie und Schalotten putzen und schälen, alles würfeln. In einem Topf mit dem Biorapsöl andünsten. Gemüsebrühe und Schlagsahne dazugießen. Zugedeckt bei mittlerer Hitze 10 Minuten kochen.

2 Den Spinat putzen und grob zerschneiden bzw. den aufgetauten Tiefkühlspinat verwenden, in den Topf geben.

3 Das Krustenbrot in Streifen schneiden. Die Suppe mit dem Spinat pürieren, die Kräutermischung dazugeben. Nochmals kurz erhitzen, nicht kochen. Mit Salz, Pfeffer und Kürbiskernöl abschmecken. Kerbel abzupfen, in die Suppe geben. Mit dem Krustenbrot servieren.

TIPP

Biorapsöl ist ein gutes Basisöl zum Braten und für kalte Speisen. Mit 10 % α-Linolensäure sollte es sich in Ihr entzündungshemmendes Ölregal einreihen.

Kalbsrouladen mit Kürbis-Emmentalerfüllung und Weißweinsoße

Zubereitungszeit: ca. 80 Minuten

Nährwerte pro Portion:

2097 kJ/502 kcal	3 g Ballaststoffe
36 g Eiweiß	6 g mehrf. unges. Fettsäuren
9 g Kohlenhydrate	13 g einf. unges. Fettsäuren
33 g Fett	9 g ges. Fettsäuren

Zutaten für 4 Personen

300 g Hokkaidokürbis

3 Schalotten

2 Knoblauchzehen

3 EL Kürbiskerne

5 EL Rapsöl

50 g (1 Bund) Kräuter (Kresse, Schnittlauch)

4 Kalbsrouladen à 140 g

Salz, Pfeffer

2 EL Senf

50 g Emmentaler

2 EL Tomatenmark

½ TL Currypulver

1 TL Paprikapulver

100 ml lieblicher Weißwein

300 ml Gemüsefond (ohne Zusatzstoffe)

150 g Schmand

eventuell etwas Stärke

Zahnstocher

Zubereitung

1   Kürbis waschen und in sehr kleine Würfel schneiden. Schalotten, Knoblauchzehen fein würfeln. Kürbiskerne in einer Pfanne kurz rösten und mit einem Messer grob hacken. Den Emmentaler fein reiben.

2   Die Hälfte Schalotten und Knoblauch in 2 EL Biorapsöl glasig dünsten. Die Kürbiswürfel hinzugeben und ca. 5 Minuten weich dünsten. Die Hälfte der Kräuter dazugeben.

3   Die Kalbsrouladen ausbreiten, leicht salzen und pfeffern, mit Senf bestreichen. Die Kürbismasse und die gerösteten Kürbiskerne sowie den geriebenen Emmentaler gleichmäßig auf den Rouladen verteilen, aufrollen und mit einem Zahnstocher fixieren.

4   2 EL Biorapsöl in einem großen Topf erhitzen und die Rouladen gleichmäßig anbraten. Rouladen herausnehmen, in dem Rouladentopf 1 EL Biorapsöl erhitzen und den Rest Schalotten und Knoblauch anbraten, dann Tomatenmark, Curry- und Paprikapulver dazugeben und kurz mitbraten.

5   Mit dem Weißwein ablöschen und ca. 2 Minuten einkochen lassen. Mit dem Gemüsefond aufgießen, aufkochen lassen und die Rouladen in den Topf geben, bei mittlerer Hitze ca. 45 Minuten schmoren lassen. Am Schluss den Schmand und die restlichen Kräuter einrühren und eventuell mit etwas Stärke abbinden. Abschmecken mit Salz und Pfeffer.

6   Mit Reis, Nudeln oder Kartoffeln servieren.

TIPP

Im Kürbis steckt eine hohe Dosis Carotinoide. Das Beta-Carotin ist unter anderem eine Vorstufe für das Vitamin A und wichtig für den Stoffwechsel, den Aufbau von Blutkörperchen und für die Augenfunktion. Des Weiteren schützen Carotinoide vor Herz- und Gefäßkrankheiten und einer Schädigung der Körperzellen durch Krebs. Kürbisse bestehen zu ca. 90 % aus Wasser und mit rund 30 Kalorien pro 100 g sind sie sehr kalorienarm – ideal für die Gewichtsreduktion.

Reis mit Rucola und Zuckerschoten

Zubereitungszeit: ca. 20 Minuten

Nährwerte pro Portion:

2233 kJ/533 kcal	8 g Ballaststoffe
21 g Eiweiß	1 g mehrf. unges. Fettsäuren
53 g Kohlenhydrate	9 g einf. unges. Fettsäuren
24 g Fett	11 g ges. Fettsäuren

Zutaten für 2 Personen

100 g Reis

50 g Rucola

200 g Zuckerschoten

1 Knoblauchzehe

10 Cocktailtomaten

1 EL Olivenöl

1 Chilischote

100 g Schafskäse

Salz, Pfeffer

25 g Parmesan

Zubereitung

1 Den Reis nach Anweisung kochen. Den Rucola verlesen, waschen und trocken schleudern, die Zuckerschoten waschen.

2 Die Knoblauchzehe klein hacken, die Cocktailtomaten halbieren.

3 Pfanne leicht erhitzen, Olivenöl dazugeben, die Chilischote, den Knoblauch, die Zuckerschoten und die Tomaten darin andünsten. Reis und den gewürfelten Schafskäse hinzufügen.

4 Zum Schluss den Rucola dazugeben und vermengen. Mit Salz und Pfeffer abschmecken, den geriebenen Parmesan darüberstreuen und direkt servieren.

TIPP

Tomaten sind reich an Vitamin C. Sie festigen das Bindegewebe, schützen die Haut und die Schleimhäute und beschleunigen die Wundheilung. Sie aktivieren außerdem den Zellstoffwechsel und beleben das Gehirn und die Nerven.

Brassica in Pilzsoße

Zubereitungszeit: ca. 25 Minuten

Nährwerte pro Portion:

2018 kJ/481 kcal	16 g Ballaststoffe
19 g Eiweiß	6 g mehrf. unges. Fettsäuren
15 g Kohlenhydrate	13 g einf. unges. Fettsäuren
35 g Fett	12 g ges. Fettsäuren

Zutaten für 2 Personen

20 g getrocknete Steinpilze

1 Spitzkohl oder Blumenkohl (ca. 700 g)

2 EL Biorapsöl

Salz, Pfeffer

1 Zwiebel

150 g kleine Champignons

1 EL Butter

1 Knoblauchzehe

200 ml Gemüsebrühe (ohne Zusatzstoffe)

100 g Schmand

etwas Stärke oder Mehl

25 g (½ Bund) Kräuter (Petersilie, Schnittlauch, Thymian)

Zubereitung

1 Die getrockneten Steinpilze einweichen. Spitzkohl in feine Streifen schneiden, bei Blumenkohl in feine Röschen. In einem Topf in 2 EL Biorapsöl ca. 6 Minuten bei mittlerer Hitze dünsten, salzen und pfeffern. Deckel auf den Topf geben und ruhen lassen.

2 Die Steinpilze ausdrücken. Die Zwiebel abziehen, die Champignons putzen und würfeln, mit der Butter in eine Pfanne geben und 2–3 Minuten unter Rühren dünsten. Knoblauchzehe würfeln und dazugeben. Mit Gemüsebrühe und Schmand vermengen, ca. 4 Minuten kochen lassen. Stärke in etwas kaltem Wasser glatt rühren und die Soße damit wie gewünscht andicken.

3 Die Soße mit Salz und Pfeffer würzen, die Kräuter waschen, fein hacken und zur Soße zugeben. Den Kohl in die Soße geben und kurz erwärmen.

Leichter Heringssalat

**Zubereitungszeit: ca. 20 Minuten +
60 Minuten kaltstellen**

Nährwerte pro Portion:

1625 kJ/386 kcal	4 g Ballaststoffe
18 g Eiweiß	3 g mehrf. unges. Fettsäuren
26 g Kohlenhydrate	7 g einf. unges. Fettsäuren
22 g Fett	3 g ges. Fettsäuren

Zutaten für 4 Personen

2 mittlere Kartoffeln

50 g Mayonnaise

75 g Joghurt

50 g Speisequark

1 EL Senf

Pfeffer, Salz

250 g Rote Bete, gekocht

250 g Äpfel

1 große Zwiebel

4 Salzheringsfilets

Zubereitung

1 Die Kartoffeln schälen, kochen und abkühlen lassen. Für das Dressing Mayonnaise, Joghurt, Quark und Senf glattrühren. Mit Pfeffer und eventuell Salz abschmecken.

2 Die Rote Bete klein würfeln, die Äpfel schälen und würfeln, die Zwiebel abziehen und würfeln. Die Kartoffeln würfeln und alles in eine Schüssel geben und mit dem Dressing vermengen.

3 Die Heringsfilets kalt abspülen, in Streifen schneiden und vorsichtig unterheben. Den Salat eine Stunde kaltstellen.

TIPP

Hering enthält mit Abstand den höchsten Anteil an entzündungshemmenden Omega-3-Fettsäuren. Wenn Sie Hering mögen, sollte er zweimal pro Woche auf Ihrem Speiseplan stehen.

Meerespralinen mit Honig-Senf-Dip

Nährwerte pro Portion:

1041 kJ/249 kcal	2 g Ballaststoffe
17 g Eiweiß	5 g mehrf. unges. Fettsäuren
9 g Kohlenhydrate	6 g einf. unges. Fettsäuren
16 g Fett	4 g ges. Fettsäuren

Zutaten für 4 Personen

30–50 g (½–1 Bund) Kräuter (Dill, Petersilie)

12 Scheiben Graved Lachs

50 g frischen Meerrettich

150 g Frischkäse

Salz, Pfeffer

1 Spritzer Zitronensaft

30 g Honig

40 g Senf

2 EL Walnussöl

2 EL Balsamico-Essig

Zubereitung

1 Die Kräuter waschen und grob hacken. Für die Deko etwas zur Seite legen. Die 12 dünnen Lachsscheiben halbieren. Meerrettich mit Frischkäse, Salz, Pfeffer, 1 Spritzer Zitronensaft und der Hälfte der Kräuter zu einer feinen stabilen Masse vermengen.

2 Die Masse auf die halbierten Lachscheiben streichen, aus den Scheiben Pralinenkugeln formen und sofort kalt stellen.

3 Honig, Senf, Walnussöl und Balsamico-Essig mit den Kräutern zu einem Dip vermengen. Die Pralinen auf einem Tablet oder Tellern anrichten und mit den Deko-Kräutern bestreuen.

Vegetarische Lasagne

Nährwerte pro Portion:

2442 kJ/583 kcal	7 g Ballaststoffe
18 g Eiweiß	4 g mehrf. unges. Fettsäuren
47 g Kohlenhydrate	10 g einf. unges. Fettsäuren
33 g Fett	15 g ges. Fettsäuren

Zutaten für 2 Personen

1 Schalotte

1 EL Biorapsöl

5 EL Ajvar

2 EL Tomatenmark

250 g Sauerkraut

100 ml Gemüsebrühe (ohne Zusatzstoffe)

150 g Schmand

20 g Schnittlauch

Salz, Pfeffer

1 TL Zucker

100 g Lasagneplatten

50 g Emmentaler, 45 % F. i. Tr.

Zubereitung

1 Die Schalotte schälen, fein hacken und in 1 EL Biorapsöl glasig dünsten. Ajvar, Tomatenmark und Sauerkraut zufügen und kurz mitdünsten. Mit Gemüsebrühe ablöschen und bei geringer Hitze ca. 15 Minuten garen.

2 Den Backofen auf 180 °C vorheizen. Den Schmand und den klein geschnittenen Schnittlauch zur Krautmischung geben. Mit Salz, Pfeffer und Zucker würzen.

3 In die Form abwechselnd Lasagneplatten und Krautmischung schichten. Mit Kraut abschließen. Den Auflauf mit geriebenem Emmentaler bestreuen und ca. 30–40 Minuten knusprig überbacken.

Geflügelfilet in Zuckerschoten-Speckrahmsoße

Zubereitungszeit: ca. 30 Minuten

Nährwerte pro Portion:

1737 kJ/415 kcal	3 g Ballaststoffe
29 g Eiweiß	5 g mehrf. unges. Fettsäuren
8 g Kohlenhydrate	12 g einf. unges. Fettsäuren
29 g Fett	9 g ges. Fettsäuren

Zutaten für 4 Personen

100 g Champignons

100 g Karotten

100 g Zuckerschoten

50 g durchwachsener Speck

2 Schalotten

3 Stiele Estragon

400 g Geflügelfilet

3 EL Biorapsöl

Salz, Pfeffer

1 EL Tomatenmark

100 g Schmand

150 ml Milch

150 ml Gemüsebrühe (ohne Zusatzstoffe)

Stärke

1 TL Biozitronenschale

Zubereitung

1 Die Champignons putzen und halbieren, die Karotten putzen und in feine Streifen schneiden. Die Zuckerschoten waschen. Den Speck würfeln und die Schalotten in dünne Ringe schneiden.

2 Estragonblättchen von den Stielen zupfen, einige für die Dekoration aufbewahren, den Rest fein schneiden. Das Geflügelfilet in Streifen schneiden.

3 2 EL Biorapsöl in einer großen Pfanne erhitzen. Fleisch mit etwas Salz und Pfeffer würzen und auf beiden Seiten je eine halbe Minute anbraten. Das Fleisch auf einen Teller geben und abdecken.

4 Schalotten, Gemüse, Speck und Tomatenmark im Bratensatz mit 1 EL Biorapsöl 2 Minuten anbraten. Schmand, Milch und Gemüsebrühe vermengen, zugießen und cremig einkochen, eventuell mit etwas Stärkewasser abbinden.

5 Das Fleisch zugeben und 2 Minuten darin gar ziehen lassen. Mit etwas Salz, Pfeffer und dem Zitronenabrieb würzen. Den Estragon untermischen, mit dem Deko-Estragon bestreut servieren.

SÜSSES

Quarkcreme mit Amarettini und frischen Erdbeeren

Zubereitungszeit: ca. 20 Minuten

Nährwerte pro Portion:

871 kJ/206 kcal	3 g Ballaststoffe
17 g Eiweiß	0 g mehrf. unges. Fettsäuren
31 g Kohlenhydrate	0 g einf. unges. Fettsäuren
1 g Fett	0,2 g ges. Fettsäuren

Zutaten für 4 Personen

500 g Magerquark

1 Vanilleschote

2 EL Honig

1 Biozitrone

500 g Erdbeeren

6 Stiele Minze

2 EL Puderzucker

ca. 16 Amarettini

Zubereitung

1   Den Quark mit dem ausgekratzten Inhalt der längshalbierten Vanilleschote in eine Rührschüssel geben. Honig und abgeriebene Zitronenschale dazugeben und alles vermengen.

2   Die Erdbeeren waschen und vierteln. Die Minze waschen und die Blättchen klein schneiden. In einer Schüssel mit Puderzucker und Zitronensaft vermengen und 10 Minuten ziehen lassen. Die Amarettini zerstoßen.

3   In hohen Dessertgläsern (oder kleinen Einmachgläsern) schichten: erste Schicht Quark, zweite Schicht Amarettini, dritte Schicht Erdbeeren. Mit Minze dekorieren.

TIPP

Quark enthält eine ordentliche Portion Kalzium für starke Knochen.

Apfel-Quark-Auflauf

Zubereitungszeit: ca. 15 Minuten + ca. 30 Minuten Ofenzeit

Nährwerte pro Portion:

1766 kJ/423 kcal	4 g Ballaststoffe
23 g Eiweiß	1 g mehrf. unges. Fettsäuren
44 g Kohlenhydrate	4 g einf. unges. Fettsäuren
16 g Fett	8 g ges. Fettsäuren

Zutaten für 2 Personen

250 g Äpfel

2 kleine Eier

20 g Zucker

10 g Butter

30 g Grieß

250 g Magerquark

2 Messerspitzen Backpulver

1 TL Biozitronenschale

Zubereitung

1 Die Äpfel waschen und in sehr kleine Würfel schneiden. Die Eier trennen. Das Eigelb mit dem Zucker und der Butter schaumig rühren. Grieß, Quark, Backpulver und abgeriebene Zitronenschale dazugeben und alles gut verrühren. Das Eiweiß steif schlagen, die Apfelwürfel und das Eiweiß locker unterheben.

2 Die Masse in eine etwas gefettete, feuerfeste Auflaufform füllen und bei 180–200 °C ca. 30 Minuten backen. Anschließend aus dem Ofen nehmen, ein paar Minuten ruhen lassen und servieren.

Smoothie mit Erdbeeren und Spinat

Zubereitungszeit: ca. 10 Minuten

Nährwerte pro Portion:

1093 kJ/260 kcal	6 g Ballaststoffe
6 g Eiweiß	10 g mehrf. unges. Fettsäuren
20 g Kohlenhydrate	3 g einf. unges. Fettsäuren
16 g Fett	2 g ges. Fettsäuren

Zutaten für 2 Personen

300 g Spinat

200 g Erdbeeren

1 Banane

1 EL Walnussöl

1 EL Leinöl

Zubereitung

Den Spinat putzen, die Erdbeeren waschen, die Banane schälen. Alles mit Walnussöl und Leinöl in den Mixbecher geben, 200 ml Wasser dazugeben und fein pürieren.

TIPP

In der Erdbeere stecken beispielsweise Vitamin C, Folsäure und Eisen, aber auch Kalzium (schützt die Knochen) und Salicylsäure (lindert Entzündungen).

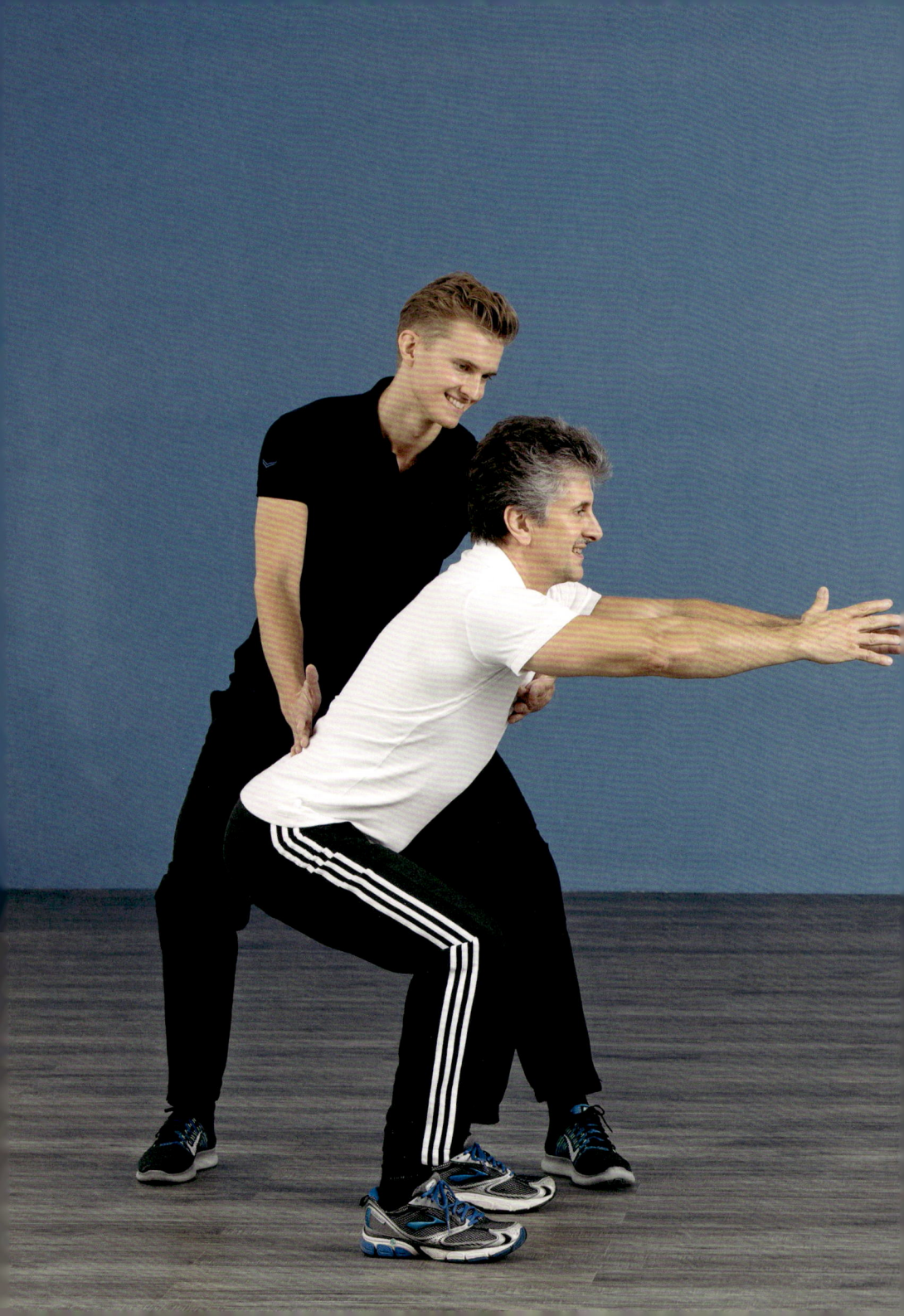

DAS TRAININGS-PROGRAMM:
FÜR MEHR KRAFT
UND BEWEGLICHKEIT

Bewegung ist der Schlüssel gegen Arthrose. Wie Sie Ihre Gelenke geschmeidig halten und welche Vorteile ein Kraft- und Bewegungstraining noch bringt, erfahren Sie hier. Wir erläutern Ihnen die Eckpfeiler unseres Arthrose-Trainings, und anhand von detaillierten Trainingsplänen können Sie schließlich selbst den effektiven Kampf gegen den Gelenkverschleiß aufnehmen.

Bewegung ist wichtig

Der Einsatz von modernen Transportmitteln und technischen Hilfen, vor allem aber die veränderten Lebens- und Arbeitsbedingungen haben unser Leben in vielen Bereichen bequemer gemacht. So mussten unsere Vorfahren wesentlich längere Strecken als wir zu Fuß zurücklegen, um zur Arbeit zu kommen oder die nötige Nahrung zu besorgen. Aber auch der Haushalt hat uns bis vor kurzem wesentlich härtere körperliche Arbeit abverlangt. Moderne Elektrogeräte erleichtern unser Leben, heute muss niemand mehr die Wäsche von Hand waschen, den Ofen mit selbst gehacktem Holz heizen oder die Sahne mit dem Schneebesen schlagen.

!

Wir verbringen immer mehr Zeit im Sitzen.

Das ist bequem und einerseits ein Segen, weil die Technik uns aber so viel an körperlicher Belastung abnimmt, verbringen wir andererseits deutlich mehr Zeit im Sitzen: Sowohl bei der Arbeit als auch in der Freizeit sitzen wir fast nur noch. Für die paar hundert Meter zum Bäcker nehmen wir das Auto. Der Weg zum Kindergarten wird nicht mehr zu Fuß zurückgelegt, sondern das Kind auf den Rücksitz verfrachtet. Auf dem Land werden Schulkinder oftmals vor der Haustüre vom Schulbus abgeholt. Und nach einem Tag am Schreibtisch oder am Computer macht man es sich abends zu Hause auf der Couch bequem, während das Fertiggericht in der Mikrowelle brutzelt. Dabei ist unser Körper dafür gar nicht ausgerichtet. Unsere Gelenke und Muskeln, aber auch die Organe und damit der gesamte Kreislauf bleiben auf der Strecke. Sie werden oft tagelang unterfordert. Die Folge: Diese Bewegungsarmut macht krank. Darunter leiden sowohl das Kreislaufsystem als auch die Gelenke, denn ohne Gelenkschmiere, die nur bei Bewegung produziert wird, „rosten" unsere Gelenke ein.

!

Ohne Gelenkschmiere „rosten" unsere Gelenke ein.

Unser Kreislaufsystem muss regelmäßig belastet werden, und zwar bis zum Schwitzen. Nur so bleiben wir in Schwung – dies gilt natürlich nur, solange es keine gesundheitlichen Gründe gibt, die dagegensprechen. Fehlt die regelmäßige Belastung, fällt schon bald das Treppensteigen schwer. Bei der geringsten Anstrengung kommt man aus der Puste. Gartenarbeit oder ein längerer Spaziergang werden zur Qual, vor allem in der zweiten Lebenshälfte. Deshalb sollte man spätestens in dieser Phase den Bedürfnissen des Körpers vermehrte Aufmerksamkeit schenken. Denn der Körper sendet uns Signale, wenn es in die falsche Richtung geht, wichtig ist nur, dass wir diese auch hören wollen.

Jedes Gelenk hat, wie Sie schon gelesen haben, einen Gelenkknorpel. Dieser ernährt sich von Gelenkflüssigkeit. Diese wiederum bildet sich bei der Bewegung – auch das wissen Sie schon. Vergleichen Sie das Gelenk mit einem Scharnier oder einem Motor und die Gelenkschmiere mit Maschinenöl. Stimmt der Flüssigkeitsaustausch durch ausreichend Öl, funktioniert das Scharnier. Die Stoßdämpfung erhöht sich. So funktioniert das auch beim Gelenk. Wenn das Gelenk aber längere Zeit nicht gefordert wird oder, im Gegenteil, überbelastet wird, kommt es zu einer „Ernährungsstörung", denn die Gelenkflüssigkeit reicht nicht mehr aus. Damit sind Knorpelschäden vorprogrammiert.

Alle Nährstoffe werden im Blut durch den Körper transportiert und dorthin geschafft, wo sie benötigt werden. Weil die Blutgefäße aber nur bis zur Gelenkkapsel reichen, sind die Knorpelzellen von der direkten Blutgefäßversorgung abgeschnitten. Und genau da kommen Sie ins Spiel.

Sie müssen selbst ran

Nur wer sich ausreichend bewegt, sorgt dafür, dass die Nährstoffe bis in die Gelenke gebracht werden. Wenn nicht, dann „verhungert" Ihr Knorpelgewebe. Der Körper ist da gnadenlos. Was machen Sie, wenn Sie etwas nicht mehr brauchen? Sie entsorgen es. Ähnlich macht es Ihr Körper. Alles, was er nicht braucht, wird abgebaut. Dieser Abbau macht Sie nicht nur noch unbewegli-

!

Nur wer sich ausreichend bewegt, sorgt dafür, dass die Nährstoffe bis in die Gelenke gebracht werden.

cher, weil Sie immer mehr „einrosten", sondern verursacht auch Schmerzen.

Viele Menschen wünschen sich in diesem Stadium verständlicherweise eine schnelle Lösung, möglichst ohne viel Aufwand. Wenn es zwickt, sollen Tabletten oder eine Operation möglichst schnell und dauerhaft helfen. Doch weit gefehlt: Schnell geht im Körper gar nichts. Biologische Anpassungen und Reparaturmaßnahmen brauchen immer ihre Zeit.

Machen Sie sich frei von dem Gedanken, auf die Schnelle etwas erreichen zu können. Slogans wie „Fit in zehn Tagen, schlank in vier Wochen", „Arthrose in zwei Monaten geheilt" entbehren jeglicher Grundlage. Aber auch die Behauptung „In meinem Alter schaffe ich das sowieso nicht mehr" ist nur eine faule Ausrede. Denn die motorischen Grundfähigkeiten sind trainierbar, solange Sie leben. Egal wie gehandicapt Sie körperlich sind, es gibt immer eine Chance, durch ein adäquates Bewegungs- und Kräftigungsprogramm die verloren gegangenen Fähigkeiten wiederzuerlangen.

> **!**
>
> Egal wie gehandicapt Sie sind, es gibt immer eine Chance, die eigenen Fähigkeiten wiederzuerlangen.

Damit Sie Erfolg haben, müssen Sie selbst Ihre Defizite erkennen und sich damit auseinandersetzen, am besten mit therapeutischer Unterstützung. Um mobil zu bleiben, müssen die motorischen Grundfähigkeiten Tag für Tag, Woche für Woche, Monat für Monat, Jahr für Jahr lebenslang geübt werden. Glauben Sie uns, das Resultat kann sich sehen lassen. Stellen Sie sich vor: Sie sind kräftig, ausdauernd, flexibel, geschickt und schnell – und das in allen Lebenslagen! Wir meinen, das lohnt sich.

Um die dafür nötigen Übungen besser zu verstehen, kommen wir an etwas Theorie nicht vorbei. Denn nur wer versteht, wie sein Körper funktioniert und was er braucht, wird von einem auf seine persönlichen Bedürfnisse abgestimmten Trainingsprogramm profitieren.

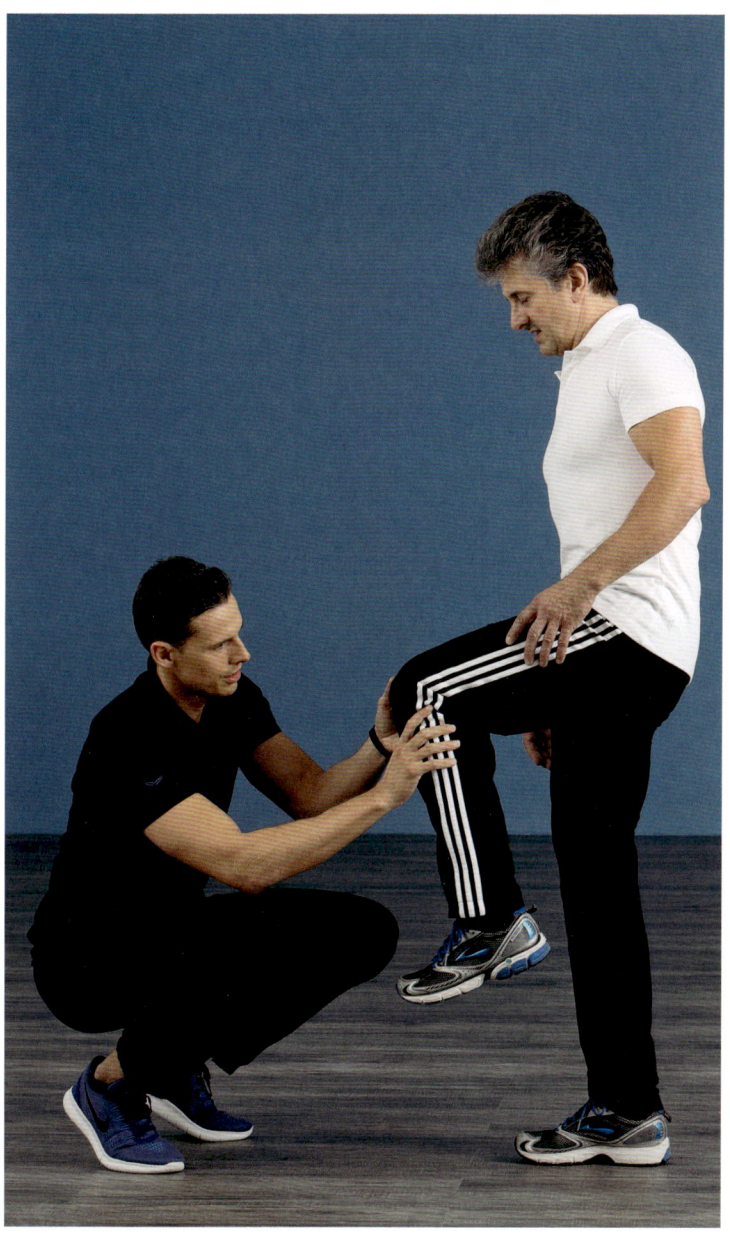

Sie profitieren
optimal von unserem
Trainingsprogramm,
wenn Sie verstehen,
was Ihr Körper
braucht.

Das medizinische Krafttraining

Regelmäßige Bewegung und kontrollierte Belastung kann trotz Arthrose zu einer guten Lebensqualität verhelfen. Sie verlangsamt das Fortschreiten der Erkrankung und trägt dazu bei, die Beweglichkeit und die Unabhängigkeit im Alltag zu erhalten. Doch nicht nur die Gelenke profitieren von regelmäßigem Sport, sondern auch der ganze Körper und das seelische Wohlbefinden.

Wichtig ist, dass Sie die Art der körperlichen Bewegung immer mit Ihrem behandelnden Arzt absprechen, denn nur so können Fehlbelastungen und damit eine weitere Schädigung des Gelenks verhindert werden.

!

Bewegung ja, dabei das kranke Gelenk aber immer kontrolliert belasten!

Das von uns entwickelte medizinische Arthrose-Training beruht im Kern aus einer maßgeschneiderten Übungsauswahl. Es verfolgt ein ganzheitliches Konzept mit dem Ziel, gestörte körperliche Funktionen wieder auszugleichen und zu stabilisieren, weiteren Gelenkschäden vorzubeugen und ein gesundheitsbewusstes Verhalten zu fördern. Trainieren Sie ohne Geräte, mit Kraftmaschinen sowie mit Gewichten. Unser Trainingsprogramm, wie Sie es ab S. 97 vorfinden, beinhaltet:

- eine Aufwärmphase
- Koordinations- und Gleichgewichtsübungen
- Kraftübungen
- Ausdauertraining
- Dehnübungen

Das Zusammenspiel dieser Trainingsformen führt zu einer Stärkung von Ausdauer und Muskelkraft sowie zur Verbesserung von Beweglichkeit und Koordination. Außerdem profitieren die Atmung und das Herzkreislaufsystem davon.

Krafttraining im Fitnessstudio oder zu Hause?

Natürlich ist es möglich, die Übungen auch allein zu Hause zu machen. Hier gibt es allerdings einige Dinge zu bedenken: Wer zeigt mir die Übungen genau und wie kann ich wissen, ob ich sie richtig ausführe? Und: Wer motiviert mich, wenn ich mal nicht so gut drauf bin und am liebsten alle guten Vorsätze wieder über Bord werfen möchte?

Daher ist es sinnvoll, sich beim Krafttraining zur Unterstützung einen erfahrenen Physiotherapeuten oder Personal Trainer an Ihre Seite zu holen. Der Therapeut sollte sich im Bereich Krafttraining und Stärkung der passiven Strukturen (Knochen, Knorpel, Bänder und Sehnen) auskennen. Scheuen Sie sich nicht, das vor dem ersten Termin anzusprechen, denn nicht jeder Physiotherapeut ist darauf spezialisiert.

Der Vorteil am Training an Geräten ist, dass Sie die Last oder die Gewichte langsam steigern können. So lässt sich das Training durch ständige Änderung der Last oder durch Variationen der Übungen reizvoller und sinnvoller gestalten. Achten Sie bei der Auswahl des Studios auf folgende Punkte:

- Lassen Sie sich nur von qualifizierten Trainern bzw. Therapeuten betreuen.
- Vorsicht bei Discountstudios, denn hier finden Sie in der Regel keine qualifizierten Trainer.
- Es muss eine ausführliche Einweisung an den Geräten erfolgen.
- Bestehen Sie auf Kontrollterminen (alle vier bis acht Wochen).
- Lassen Sie Ihren Trainingsfortschritt dokumentieren.

Medizinisches Krafttraining beruht auf folgenden Prinzipien, die wir Ihnen im Folgenden näher erläutern möchten:

- das Prinzip des wirksamen Belastungsreizes
- das Prinzip der Variation der Trainingsbelastung
- das Prinzip der Regeneration

!

Nur wenn wir über unsere Grenzen gehen, werden wir stark.

Der Gedanke dahinter: Für einen Kraftzuwachs muss der Körper „in Not" kommen. Nur dann reagiert er. Wenn Sie einen Kraftzuwachs erreichen wollen, sollten Sie bei den Kräftigungsübungen deshalb nicht nur bis an Ihre Grenzen gehen, sondern immer ein wenig darüber hinaus.

Der wirksame Belastungsreiz

Das Prinzip des wirksamen Belastungsreizes ist in unseren Augen das wichtigste. Es besagt, einfach ausgedrückt, dass der Belastungsreiz ein bestimmtes Limit überschreiten muss, um einen Trainingseffekt zu erzielen. Dabei hängt die Höhe des Reizes vom individuellen Trainingszustand des Übenden ab: Beim Krafttraining können Sie mit der stetigen Steigerung der Gewichte jedes Mal aufs Neue einen überschwelligen Reiz setzen und so immer wieder eine Überkompensation erzielen. In der Praxis heißt das: Sie sollten beim Gerätetraining darauf achten, dass nach den letzten zwei Wiederholungen des jeweiligen Satzes keine weitere Wiederholung mehr möglich ist, dass Sie also alles gegeben haben. Sie stärken so Ihre Muskeln und Ihre Knochen, Knorpel, Bänder und Sehnen.

Damit Ihre Strukturen immer wieder einen neuen Reiz bekommen, aber nicht überfordert werden, empfehlen wir Ihnen, in ein auf Physiotherapie spezialisiertes Fitnessstudio, also in eine Physiotherapie-Praxis mit Kraftgeräten zu gehen.

Die Variation der Trainingsbelastung

Wenn das Training immer gleich ist, also die Trainingsreize über einen längeren Zeitraum immer dieselben sind, kann das zu einer Stagnation des Fortschritts führen. Durch eine Veränderung der Belastungsreize kann das verhindert werden. Solche Impulse setzt am besten Ihr Therapeut, der sie auf Ihr persönliches Level abstimmen kann.

Die Regeneration

Während eines überschwelligen Krafttrainings kommt es zu Stresssituationen im Körper und zum Abbau von Muskel- und Bindegewebsstrukturen. Zum Glück repariert der Körper Mikrorisse selbst. Er füllt auch eigenständig seine Energiespeicher auf, erneuert die abgebauten Strukturen und überkompensiert den Abbaugrad durch einen über den Ausgangswert hinausgehenden Aufbau. So ist er für die nächste zu erwartende Belastung sogar besser gerüstet. Dies bedeutet, dass Ihr Körper ökonomischer und sicherer mit der neuen und höheren Belastung umgehen kann. Falls kein Physiotherapeut zur Hand ist, sollten Sie nach einem intensiven Krafttraining eine Regenerationszeit von 24 bis 72 Stunden einhalten. Diese sollte bei Muskelkater sogar noch verlängert werden.

Keine Angst vor Muskelkater!
Muskelkater ist eine Begleiterscheinung des Trainings, oft bei Anfängern. Aber auch Personen, die in ihrem Training einen hohen Trainingsreiz setzen, bekommen hin und wieder Muskelkater. Er tritt meistens einen Tag nach einer ungewohnten Belastung auf und verliert nach einigen Tagen seine schmerzhafte Wirkung.

Was Ihnen Krafttraining bringt

Mit einem Krafttraining kann jeder mobile Mensch seine Körperkraft erheblich steigern. Das gilt für jedes Alter, egal ob 20, 40 oder 97! Auch wenn Sie die erste Phase des Erwachsenseins noch einigermaßen sportlich hinter sich gebracht haben, sei es mit Fußball, Handball, Tanzen oder Joggen, kommt bei den meisten irgendwann die „Hängematte". Bei einigen, weil sie sich der Karriere widmen, bei anderen durch die Familiengründung. Vielfach werden die Würfel in der aktiven Berufs- und Familienphase neu gemischt und die Prioritäten anders gesetzt. Irgendwann stellen die meisten ihre sportliche Tätigkeit teilweise oder sogar ganz ein. Schließlich hat man es sich redlich verdient, einmal so richtig Pause zu machen – oder? Doch gerade in dieser Phase sollten Sie über einen Neuanfang nachdenken.

Auch wer erst zwischen 50 und 60 den Weg zu mehr Bewegung einschlägt, hat immer noch gute Chancen, seine Kraft wiederzuerlangen. Gehen wir von einem Anfänger aus, der noch kein Krafttraining betrieben hat. Unabhängig vom Alter oder Geschlecht kann er innerhalb von zwölf bis 16 Wochen bei einem regelmäßigen Krafttraining dreimal die Woche eine Kraftsteigerung von 20 bis 50 Prozent je nach Körperstatus und Gelenkbereich erreichen. Die Kraft eines jeden Muskels bzw. eines jeden Gelenks und jeder Körperregion ist bis ins hohe Alter trainierbar. So lässt sich die Kraft vom Fußbereich genauso aufbauen wie im Halswirbelbereich und die Beinkraft genauso steigern wie die Bauchmuskelkraft. Im Folgenden lesen Sie, wie sich ein sinnvolles Krafttraining auf Ihren Körper auswirkt und welche Vorteile es bringt.

!

Auch im Alter können Sie noch Kraft aufbauen.

Verstärkung des Gelenkknorpels

Wie Sie bereits wissen, hat der Gelenkknorpel zwei mechanische Funktionen: Zum einen ermöglicht er ein reibungsarmes Gleiten der Gelenkflächen und zum anderen eine gleichmäßige Kraftübertragung.

Die Dicke der Gelenkknorpelschicht ist abhängig von der Größe der Belastung, das heißt: Je größer die Belastung ist, die das Gelenk aushalten muss, desto dicker ist die Knorpelschicht. Wird das Gelenk regelmäßig Druck- und Wechselbelastungen ausgesetzt, wird die bestehende Knorpelschicht dicker. Ein gezieltes Krafttraining kann hier Wunder wirken, denn es bietet optimal dosierbare Belastungsreize für die Gelenkknorpel.

!

Wird das Gelenk regelmäßig kontrolliert bewegt und belastet, kann die Dicke der Knorpelschicht erhalten werden.

Ein verdickter Gelenkknorpel besitzt eine erhöhte Druckfestigkeit. Diese sorgt dafür, dass Stöße wesentlich besser abgefangen werden. Fehlen die notwendigen Druck- und Wechselbelastungen, werden die Gelenkflächen mit der Zeit weicher und die Fähigkeit, einen Stoß abzufangen, geht verloren. Schließlich wird der Knorpel vollständig abgebaut oder, wie es in der Fachsprache heißt, arthrotisch zerstört. In vielen Fällen kann, wenn man rechtzeitig damit einsetzt, durch ein differenziertes Training nicht nur die Gelenkernährung deutlich gesteigert werden, sondern es können auch die Beschwerden erheblich verringert werden.

Verbesserte Gelenkstabilisierung

Für den festen Zusammenhalt der Gelenke in allen möglichen Gelenkpositionen ist in erster Linie die Muskulatur verantwortlich. Muskeln, die eine Kraft über ihren vollen Bewegungsumfang entfalten können, bieten die nötige Grundlage für eine optimierte Gelenkstabilität. Stimmen die Kraftverhältnisse zwischen den beteiligten Muskeln und ist darüber hinaus ein ausreichendes Koordinationsvermögen vorhanden, so lassen sich für jede Belastungsart optimierte Druckbelastungen im Gelenk gewährleisten. Die dazu nötigen Übungen lassen sich erlernen – auch dann noch, wenn man nicht mehr zu den Jüngsten gehört.

Verbesserte Körperhaltung

Haltung hat nicht nur etwas mit dem aufrechten Gang zu tun. Gerade wenn Sie sich bewegen, gilt es, „Haltung zu bewahren", um verletzungsfrei und leistungsfähig zu bleiben. Sie kennen das aus Ihrem Alltag, wenn Sie z. B eine Sprudelkiste aus dem Kofferraum Ihres Autos heben wollen: Sie müssen sich nach vorne neigen, brauchen aber gleichzeitig einen leistungsfähigen Rückenstrecker, um diese Situation problemlos und ohne Verletzungen zu überstehen. Auch hier hilft ein Krafttraining. Denn durch

!

Eine gute Körperhaltung ist gerade bei Bewegungsabläufen besonders wichtig.

Krafttraining wird die Körperhaltung grundsätzlich günstig beeinflusst, und zwar auf jeder Körperebene, vom Fuß bis zur Halswirbelsäule.

Bessere Nährstoffversorgung der Gelenke

Bestimmte Systeme des menschlichen Bewegungsapparates sind nicht direkt an den Blutkreislauf angeschlossen. Hierzu gehören z. B. die Knorpelflächen der Gelenkpartner wie auch die Menisken und Bandscheiben. Der Stoffaustausch erfolgt im Wesentlichen zwischen diesen Gelenkstrukturen und der in den Gelenken befindlichen Synovialflüssigkeit. Dies ist der Fachbegriff für unsere „Gelenkschmiere".

!

Durch Bewegung kommen frische Nährstoffe in unseren Knorpel.

Diese Gelenkflüssigkeit wird in der Gelenkinnenhaut produziert. Deshalb ist diese mit reichlich Blutgefäßen ausgestattet. Nur durch die regelmäßige Bewegung findet die dringend notwendige Durchwalkung der Gelenkflüssigkeit statt. Das heißt, dass immer wieder frische Nährstoffe von der Gelenkinnenhaut zum Knorpel transportiert und gleichzeitig Abbauprodukte der Knorpelzellen abtransportiert werden. Ihre Menge erhöht sich durch intensive Bewegungen des Gelenks. Inwiefern die Reibung und somit die Abnutzung reduziert wird, ist wiederum von der Menge abhängig.

Steigerung der Herz-Kreislauf-Leistung

Durch Krafttraining lassen sich neben einer Zunahme der Verästelungen der Blutgefäße, also einer besseren Nährstoffversorgung, auch günstige Auswirkungen auf das Herz-Kreislauf-System erzielen. Weitere positive Auswirkungen sind eine Normalisierung des Blutdrucks, die Zunahme der Herzwanddicke und verbesserte Cholesterinwerte.

Günstigere hormonelle Auswirkungen

Jede akute Belastung führt zu einem Anstieg an Hormonkonzentrationen im Blut. Während und unmittelbar nach einem Krafttraining kommt es zu erhöhten Werten an Testosteron und dem Wachstumshormon im Blut – bei Frauen ist der Anstieg des Testosterons allerdings nur sehr gering. Testosteron begünstigt unter anderem den Aufbau körpereigenen Muskelproteins. Der Anstieg des Wachstumshormons hat große Bedeutung z. B. für Reparatur- und Aufbaumaßnahmen, unter anderem der Gewebsaufbau für das Knorpelgewebe – ein wichtiger Faktor bei Arthrose.

> **!**
> Hormone spielen eine wichtige Rolle beim Aufbau von Knorpelgewebe.

Steigerung von Leistung und Lebensqualität

Eine Reihe von Untersuchungen in den 90er-Jahren ergab, dass Krafttraining in jedem Alter einen Zuwachs an Muskelmasse und Kraft mit den hieraus entstehenden Konsequenzen bringt. Krafttraining ist demzufolge nicht nur in jedem Alter sinnvoll, sondern erhält mit zunehmendem Alter sogar eine Schlüsselfunktion. Die dadurch wiedergewonnene Skelettmuskelmasse bewirkt wiederum einen erhöhten Stoffwechsel. Ein weiterer positiver Effekt ist die Gewichtsabnahme. Denn es kommt automatisch zu einem erhöhten Kalorienverbrauch, was wiederum zu einem vermehrten Fettabbau führt.

Interessant sind insbesondere die Auswirkungen eines Krafttrainings auf den Alltag. Man konnte in einer Studie mit 70- bis 96-Jährigen eine Zunahme der Gehgeschwindigkeit von 12 Prozent und eine Zunahme der Treppensteigfähigkeit von 28 Prozent verzeichnen. Insgesamt erhöht sich die Lebensqualität, denn das Aufstehen gelingt leichter und der Stand wird wieder stabiler und sicherer. Dadurch wird die Sturzgefahr erheblich reduziert. Aber auch das Tragen und Bewegen von Gegenständen wird leichter.

Welche Konsequenzen können wir daraus ziehen? Wer rechtzeitig anfängt zu trainieren, hat mehr vom Leben. Fest steht –

und das ist durch mehrere Studien belegt –, dass der Mensch am Widerstand wächst. Dies gilt nicht nur für seine Muskulatur, sondern für seinen gesamten Bewegungsapparat.

Die Grundpfeiler des Arthrose-Trainings

Unser Training sollten Sie in Ihren Tagesablauf integrieren wie das tägliche Zähneputzen. Nur so können Sie dem „Einrosten" und den Schmerzen etwas entgegensetzen. Wenn Sie Bewegung und muskuläre Arbeit zur Priorität machen, wird das Ihr Leben nachhaltig positiv beeinflussen.

!

Unser Trainingsprogramm besteht aus fünf Beanspruchungsformen.

Um eine Arthrose zu überwinden, sollten Sie sich Zeit nehmen und regelmäßig alle fünf motorischen Beanspruchungsformen, die in unserem Trainingsprogramm enthalten sind, einsetzen.

Koordination

Wichtig ist die körperliche Koordination. Gemeint ist damit das harmonische Zusammenwirken von Sinnesorganen, Nervensystem und Skelettmuskulatur. Sie bewirkt, dass Impulse innerhalb eines Bewegungsablaufs aufeinander abgestimmt werden. Nur so können diese die entsprechenden Muskeln erreichen.

Die koordinativen Fähigkeiten sind nicht angeboren. Sie müssen ein Leben lang erlernt, gefestigt und auch ständig weiterentwickelt werden. Ein dauerhaftes Training aktiviert gezielt unterschiedliche Bereiche im Gehirn und wirkt sich positiv auf Körper und Geist aus.

Bewegungen, die der Körper noch nicht automatisiert hat, müssen ständig geübt werden. Unterschieden wird hier zwischen intra- und intermuskuläre Koordination. Das klingt kompliziert, ist aber ganz einfach: Bei der intramuskulären Koordination kommunizieren die Muskelfasern innerhalb eines Muskels miteinander. Bei der intermuskulären Koordination kommuniziert der eine Muskel (z. B. der Armbeuger) mit einem anderen (z. B. dem Armstrecker). Je besser die Muskelfasern und Muskeln sich untereinander mitteilen, desto sicherer und ökonomischer ist der Bewegungsablauf und desto geringer sind die Schmerzen. Und besonders wichtig: Ihre Bewegungsabläufe werden sicherer, beispielsweise reduziert sich die Gefahr, dass Sie stürzen, erheblich.

Koordinationsübungen

Koordinationsübungen sind einfach durchzuführen, egal wo Sie sind, im Haus, im Garten, im Wald oder am Strand. Sie müssen nur wenig Zeit einplanen, um diese Art von Übungen durchzuführen.

Flexibilität

Sie wissen nun, dass die Muskeln untereinander kommunizieren. Das gelingt natürlich am besten, wenn alle Muskeln und Gelenke stark und ausreichend beweglich sind. Also brauchen wir ein Beweglichkeitstraining, das sie wieder flexibel macht.

Flexibilität oder auch Gelenkigkeit spielt im Alltag eine wichtige Rolle. Wenn man von Flexibilität bei einer Bewegung spricht, können sowohl ein als auch mehrere Gelenke gemeint sein. Es gibt viele Faktoren, die die Gelenkigkeit „bremsen": einmal das Gelenk selbst, aber auch die Muskeln, die Haut oder die Sehnen, die Bänder und die Kapsel. Wichtig: Bei Einschränkungen durch Erkrankungen, Unfälle oder Operationen sollten Sie immer therapeutische Hilfe in Anspruch nehmen. Denn nur unter fachlicher Anleitung lernen Sie die für Sie richtigen Dehnungsübungen. Wenn Sie weitgehend beschwerdefrei sind, können Sie die Übungen in eigener Regie vorsichtig weiterhin durchführen, um Ihre Gelenkigkeit zu verbessern.

Dehnübungen

Es gibt zwei Varianten sich zu dehnen: Die dynamische Dehnung wird aus der Bewegung heraus gemacht, schult die Koordination und ist alltagstauglich, die statische Dehnung wird aus der Ruhe heraus gemacht und längere Zeit gehalten.

Kraft

In allen Lebenslagen brauchen wir starke Muskeln. In erster Linie, um das Knochenskelett zu stärken und stabil zu halten. Denn das Skelett braucht Halt, um seine täglichen Aufgaben bewältigen zu können. Genau dazu ist eine trainierte Muskulatur erforderlich. Vor allem, wenn Sie über 50 Jahre alt sind und der natürliche Knochenabbau bereits eingesetzt hat. Je ausgeprägter Ihre Muskulatur ist, umso mehr sind Sie gleichzeitig auch vor Stürzen geschützt.

!

Eine starke Muskulatur ist die Grundlage für ein starkes Gelenk.

Wurde bei Ihnen eine Arthrose diagnostiziert, ist es sehr wichtig, dass das betroffene Gelenk von einer starken Muskulatur umgeben wird. Ist die Muskulatur intakt und stark, so ist auch das Gelenk stabil. Doch die Stabilität bewirkt noch mehr. Je stabiler ein Gelenk ist, desto weniger Schmerzen haben Sie. Und dies ist gerade bei Arthrose sehr wichtig. Denn die Schmerzen bewirken genau das, was Sie nicht brauchen können: Man versucht, wichtige Bewegungen zu vermeiden, und nimmt dabei automatisch eine Schonhaltung ein, was sich wieder negativ auf andere Gelenke auswirkt.

Ein weiterer positiver Effekt von Muskelübungen ist, dass die Knochendichte steigt. Das schützt Sie vor Osteoporose. Zudem gewinnen Sie eine bessere Haltung und bekommen gleichzeitig eine bessere Figur. Doch es passiert noch mehr. Durch die vermehrte Bewegung verbraucht Ihr Körper auch mehr Kalorien, die Gewichtsreduktion ist vorprogrammiert. Darüber hinaus verbessert sich der Stoffwechsel und die Durchblutung wird gesteigert. Sie produzieren wieder mehr Hormone, wodurch Sie sich wohler fühlen und Ihr Gehirn funktionsfähig bleibt. Also, jede Menge Argumente, sich endlich von der bequemen Couch zu erheben und in die Hufe zu kommen!

Kraftübungen
Die Kraft eines jeden Muskels und damit eines jeden Gelenks ist immer trainierbar. Ein Anfänger kann innerhalb von vier Monaten seine Kraft um 20 bis 40 Prozent steigern.

Ausdauer

Ausdauer zu haben bedeutet, eine bestimmte Leistung über einen möglichst langen Zeitraum durchzuhalten. Je mehr Ausdauer Sie haben, desto länger können Sie bei einer körperlichen Tätigkeit am Ball bleiben. Im täglichen Leben bedeutet das, dass Sie erst später ermüden. Arbeiten im Haus, im Garten oder im Beruf gehen wesentlich leichter von der Hand. Doch nicht nur die üblichen Aufgaben bekommen Sie leichter hin. Sie können auch wieder längere Spaziergänge, Wanderungen im Gebirge oder gar eine lockere Radtour absolvieren und solche Aktivitäten dann auch viel besser genießen.

Die Ausdauerleistungsfähigkeit nimmt bei den meisten Menschen im Laufe der Zeit ab, kann aber jederzeit trainiert werden, je nach Ausgangslage. Ein Mensch mit 70 Jahren kann durchaus noch das Leistungsniveau von einem 40-Jährigen haben.

Menschen mit Arthrose oder mit anderen gesundheitlichen Problemen sollten sich von einem Arzt untersuchen und beraten lassen, bevor sie mit Ausdauersport beginnen. Wählen Sie am besten einen Arzt, der selbst sportlich ist.

Ausdauerübungen

Ausgehend von Ihrem Testergebnis sollte die Belastung zwei- bis dreimal wöchentlich etwa 30–40 Minuten betragen. Im Ausdauerbereich können Sie sowohl Indoor- als auch Outdoor-Aktivitäten einbauen. Bei Knie- und Hüftarthrose empfehlen wir das Fahrrad. Bei Schulterproblemen sollte man die Nordic-Walking-Stöcke lieber zu Hause lassen und stattdessen Aqua-Jogging machen oder auf den Crosstrainer gehen.

Schnelligkeit

Beim Sport verwendet man den Begriff Schnelligkeit für die Ausführung einer Bewegung in einer bestimmten Zeit. Dazu gehört auch die Reaktionsgeschwindigkeit. Etwa wenn Sie als Fahrradfahrer plötzlich einem Gegenstand ausweichen müssen oder in der Küche ein fallenden Gegenstand auffangen wollen. Schnelligkeit brauchen Sie aber auch, um flott über die Straße zu kommen. Insbesondere dann, wenn Sie spät dran sind und den Bus noch erreichen wollen.

Um Ihre Schnelligkeit optimal zu erhöhen, gibt es vier Arten von Training. Um schnell zu sein, benötigen Sie Muskeln, die miteinander kommunizieren. Nur so können die Impulse schnellstmöglich zum Gehirn gelangen. Hier setzt das Koordinationstraining an. Wichtig ist auch, dass die Muskeln kräftig sind. Dazu braucht es Krafttraining. Auch brauchen Sie Muskulatur und Gelenke, die flexibel sind. Dafür gibt es das Beweglichkeitstraining. Außerdem das eben erwähnte Ausdauertraining.

Ihre Gesundheit können Sie dadurch verbessern, dass Sie intensiv, regelmäßig und dauerhaft Ihr Koordinationstraining, Krafttraining, Ausdauertraining und Beweglichkeitstraining absolvieren. Die Schnelligkeit bekommen Sie sozusagen als Bonus mitgeliefert.

So trainieren Sie richtig

Nachdem Sie nun mit dem nötigen theoretischen Wissen ausge-
rüstet sind, wie Ihre Gelenke funktionieren und was Sie dafür tun
können, dass sie wieder ins Lot kommen, finden Sie hier noch
einige Tipps, die Ihnen das Training erleichtern und Sie besser
durchhalten lassen:

!

Mit Hilfe von ein
paar Tricks halten
Sie das Training
besser durch.

- Fixieren Sie Ihre Wochenziele, Monatsziele und Jahresziele
  schriftlich und reden Sie mit anderen darüber. Das erhöht die
  Chancen, dass Sie Ihr Vorhaben auch wirklich durchziehen.
- Legen Sie sich gleich am Abend vorher Ihre Sachen für den
  bevorstehenden Trainingstag bereit. Dies reduziert den Widerstand, sich aufzuraffen.
- Schließen Sie sich einem Trainingspartner oder einer Trai-
  ningsgruppe an. In Gesellschaft oder einer netten Gruppe
  fällt das Training immer leichter als alleine.
- Legen Sie eine feste Trainingszeit fest. Wenn Sie immer zur
  gleichen Zeit trainieren, entsteht eine Routine, die es Ihnen
  erleichtert, sich täglich zu überwinden.
- Besorgen Sie sich ein neues Übungsoutfit, in dem Sie sich gut
  fühlen.
- Seien Sie stolz auf Ihren Entschluss, etwas für sich zu tun. Das
  ist nicht selbstverständlich! Gehen Sie mit einer positiven
  Grundstimmung an die Übungen und haben Sie Geduld.
  Freuen Sie sich auch über kleine Fortschritte und lassen Sie
  sich nicht entmutigen, wenn es einmal nicht so gut klappt.
  Jeder Tag ist anders! Gehen Sie gut mit sich um.

Bevor Sie mit dem Training starten, hier einige Grundregeln, die
Sie unabhängig von der Art der Bewegung beachten müssen:

- Wärmen Sie sich vor dem täglichen Übungsprogramm unbe-
  dingt ein paar Minuten lang auf.
- Legen Sie nach jeder Übung eine Pause von einigen Sekunden
  ein.

- Wenn Sie nicht regelmäßig üben können: Trainieren Sie besser täglich fünf bis 15 Minuten aus jedem Übungsblock ein bisschen als einmal in der Woche eine Stunde nur einen einzelnen Block.
- Treten während einer Übung Schmerzen auf, sollten Sie aufhören oder die Übungen weniger heftig ausführen. Testen Sie selbst, wo Ihre Schmerzgrenzen liegen, und gehen Sie nicht über Ihre Grenzen, denn damit schaden Sie sich mehr als Sie sich Gutes tun.

Zunächst beschreiben wir Ihnen mit den entsprechenden Bildern die jeweiligen Übungen aus den Blöcken, damit Sie sie korrekt ausführen können. Ab S. 142 finden Sie konkrete Trainingspläne, die diese Übungen zu einem Trainingsprogramm kombinieren.

ÜBUNGS-
BESCHREIBUNGEN

Aufwärmen

Aufwärmübungen für zu Hause

Bein ziehen

Vorbereitung: Stellen Sie sich aufrecht hin und halten Sie sich an einer Stuhllehne fest.

Durchführung: Ziehen Sie abwechselnd das linke und rechte Bein so weit wie möglich in Richtung Oberkörper nach oben und lassen Sie dabei das Knie gebeugt. Achten Sie darauf, die Beine jeweils maximal anzuziehen.

Wiederholungen: Einsteiger und Fortgeschrittene: rechtes und linkes Bein abwechselnd 10 Mal, Pause 10–20 Sek. Wiederholen.

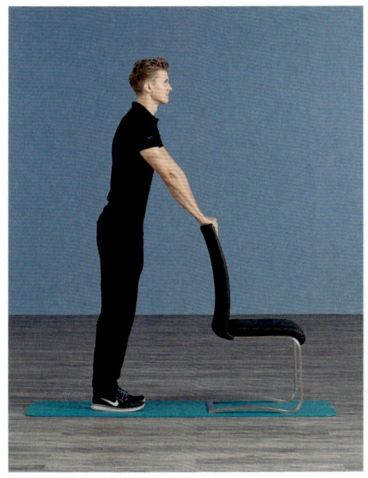 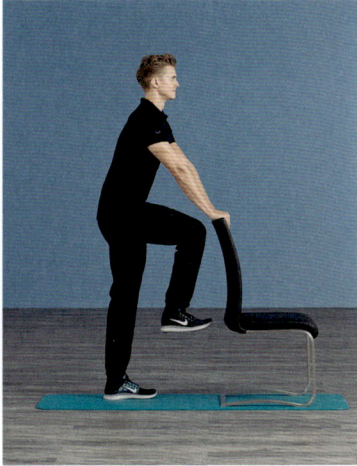

Bein kreisen

Vorbereitung: Stellen Sie sich aufrecht hin und halten Sie sich an einer Stuhllehne fest.

Durchführung: Heben Sie zuerst das linke Bein an und ziehen es nach oben, dabei versuchen Sie das Knie über der Körpermitte zu halten. Lassen Sie das Bein anschließend nach außen kreisen und stellen es wieder ab. Führen Sie diese Übung danach mit dem rechten Bein aus.

Wiederholung: Einsteiger und Fortgeschrittene: rechtes und linkes Bein abwechselnd 10 Mal, Pause 10–20 Sek. Wiederholen.

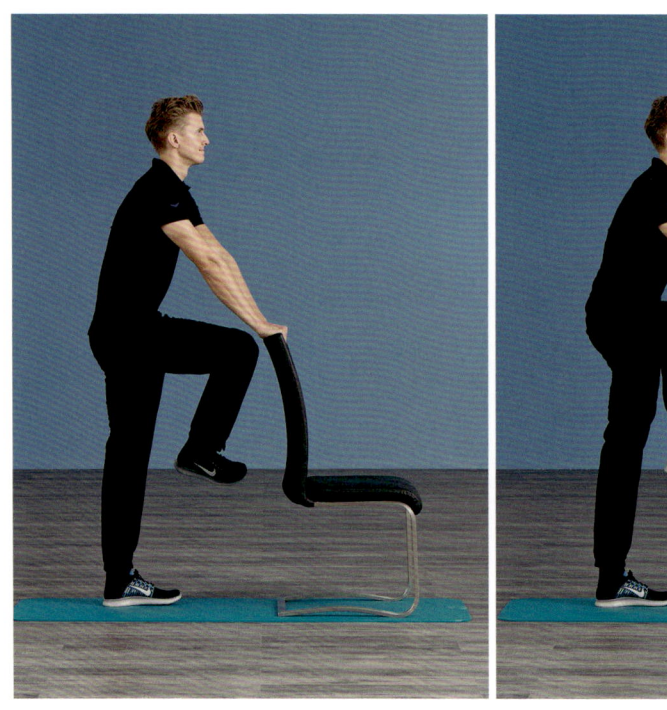
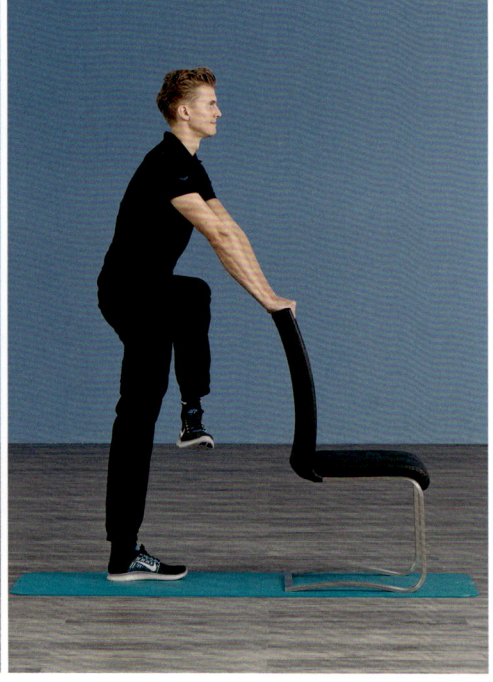

Bein strecken und beugen

Vorbereitung: Setzen Sie sich auf einen Stuhl und achten Sie darauf, dass sich Ihre Kniekehle am Stuhlrand befindet. Wenn Sie mit den Füßen nicht mehr zum Boden kommen, erhöhen Sie den Boden mit einem dicken Buch.

Durchführung: Strecken Sie nun ein Bein langsam nach vorne oben und ziehen dabei die Fußspitzen zum Körper. Halten Sie das Bein 2 Sekunden in maximaler Streckung. Während Sie das Bein langsam wieder beugen, beginnt das andere mit der Streckung.

Wiederholung: Einsteiger: rechtes und linkes Bein abwechselnd 10–15 Mal, Pause 10–20 Sek. 2 Mal wiederholen.

Fortgeschrittene: rechtes und linkes Bein abwechselnd 15–20 Mal, Pause 10–20 Sek. 3 Mal wiederholen.

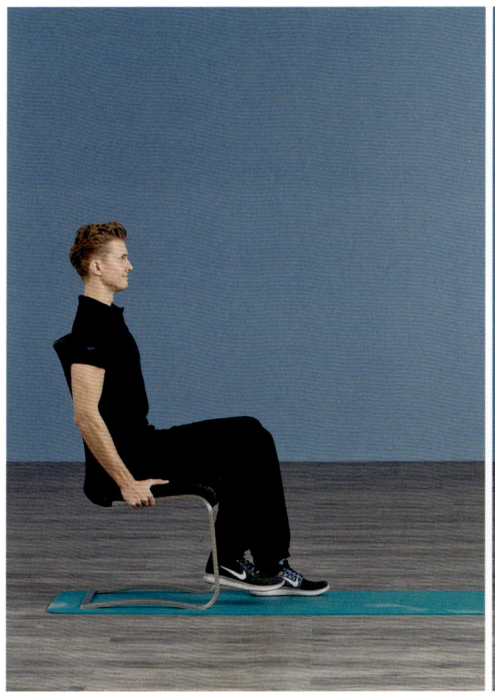
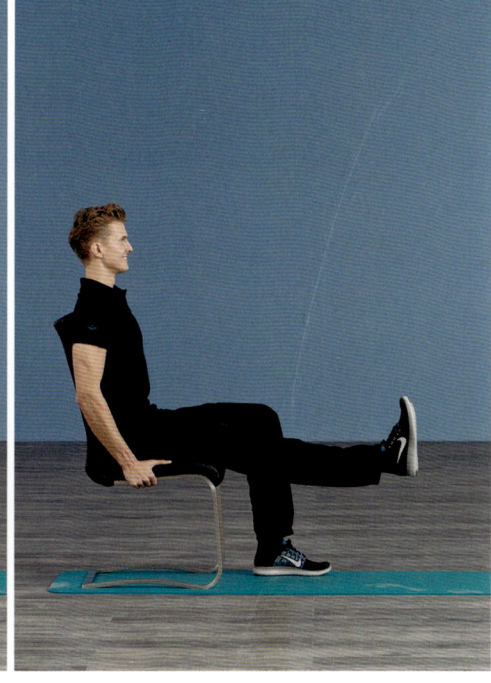

Aufwärmübungen für das Fitnessstudio

Crosstrainer (besser bei Hüftarthrose geeignet)

Vorbereitung: Stellen Sie sich aufrecht auf das Gerät. Der Körper sollte ein wenig nach vorn gebeugt sein. Umschließen Sie die Griffstange immer mit der ganzen Hand. Lassen Sie Hand und Unterarm eine Linie bilden, damit die Bewegungen in Schultern und Armbeuge stattfinden. Stellen Sie Ihre Füße ganz nach vorne und ganz nach innen.

Durchführung: Trainieren Sie bei leichtem bis mittlerem Widerstand (Stufe 1–5) mit circa 60–70 Umdrehungen.

Trainingszeit:
Einsteiger: 10–30 Min.
Fortgeschrittene: 15–40 Min.

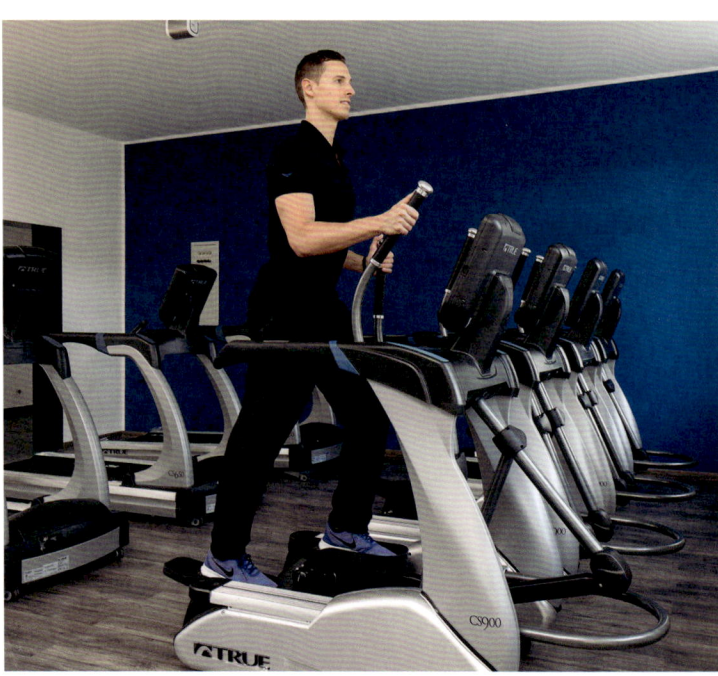

Fahrrad-Ergometer (besser bei Kniearthrose geeignet)

Vorbereitung: Stellen Sie das Gerät so ein, dass Sie Ihre Knie nicht voll durchstrecken können. Variieren Sie zwischen aufrechter Sitzhaltung und nach vorn geneigtem Oberkörper, achten Sie dabei jedoch auf einen gestreckten Rücken. Auch die Arme beugen Sie leicht und vermeiden, diese zu strecken.

Durchführung: Trainieren Sie bei leichtem bis mittlerem Widerstand (Stufe 1–5) mit circa 60–70 Umdrehungen.

Trainingszeit:

Einsteiger: 10–30 Min.

Fortgeschrittene: 15–40 Min.

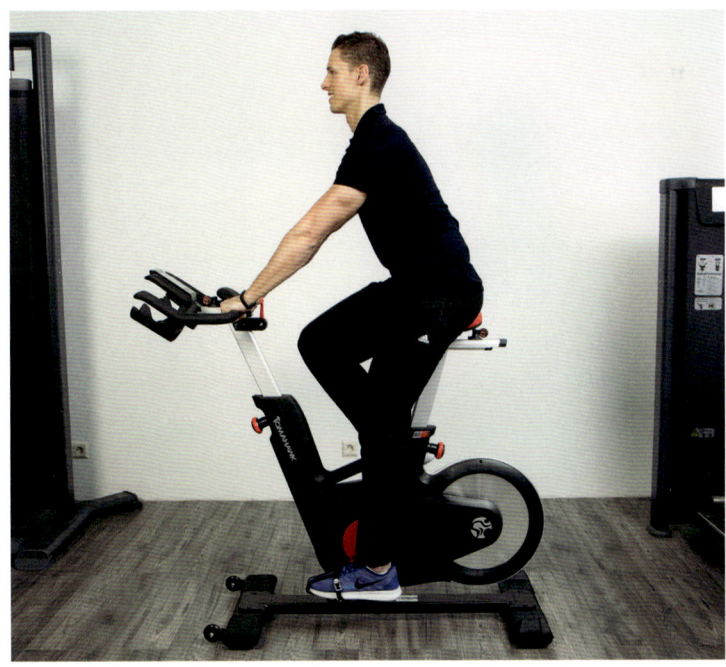

Koordination und Gleichgewicht

Koordinations- und Gleichgewichtsübungen für zu Hause

Auf einer Linie gehen

Vorbereitung: Denken Sie sich eine Linie oder nutzen Sie eine bereits vorhandene Bodenlinie.

Durchführung: Gehen Sie auf dieser Linie entlang, indem Sie einen Fuß genau vor den anderen setzen („Seiltänzergang").

Wiederholung: Einsteiger und Fortgeschrittene: 5–10 Schritte, Pause 5–10 Sek. 4 Mal wiederholen.

Steigern Sie sich, indem Sie kontinuierlich mehr Schritte gehen.

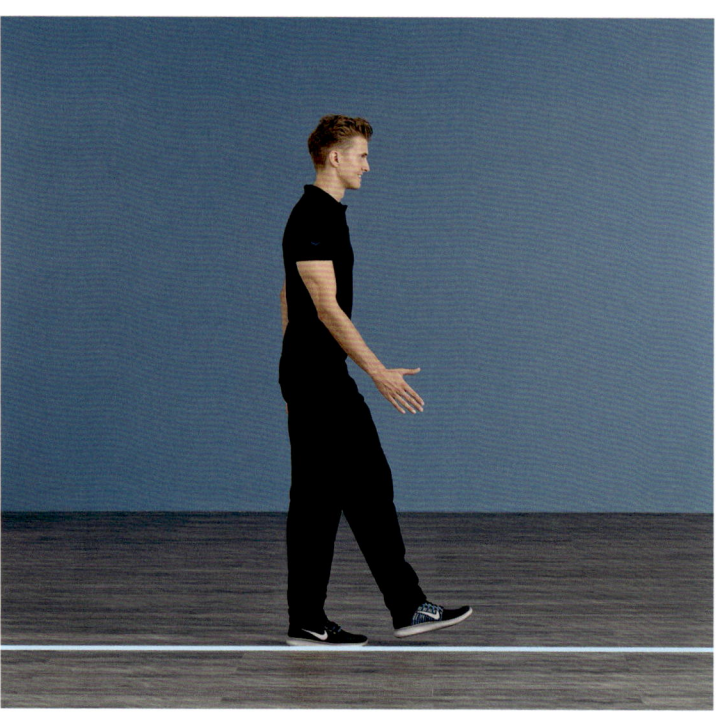

Seitwärtsschritte

Vorbereitung: Positionieren Sie Ihre geschlossenen Beine in einem festen Stand. Gehen Sie nun in eine leichte Hocke und spreizen Sie die Beine nach außen.

Durchführung: Machen Sie aus dieser tiefen Position heraus einen
großen Seitwärtsschritt nach links. Bringen Sie Ihre Beine wieder
in die Ausgangsstellung. Dann machen Sie erneut aus der Hocke
heraus einen Ausfallschritt, dieses Mal nach rechts.

Wiederholung: Einsteiger und Fortgeschrittene: rechtes und linkes Bein abwechselnd 5–10 Schritte, Pause 5–10 Sek. 4 Mal wiederholen.

Steigern Sie sich, indem Sie entweder mehr Wiederholungen machen oder die Pausen weglassen.

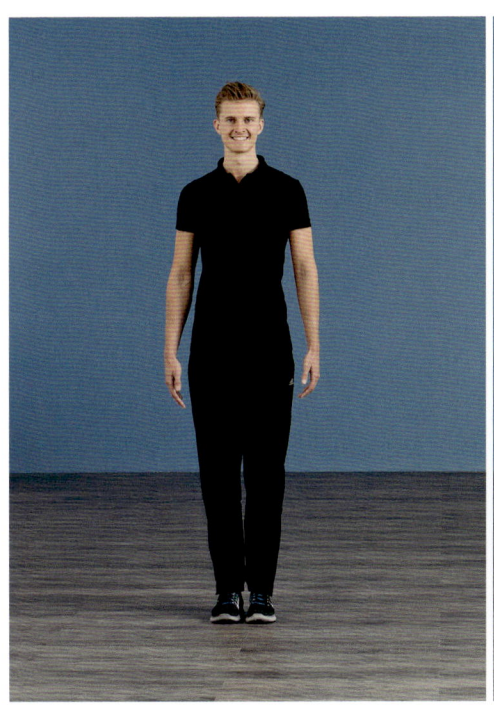
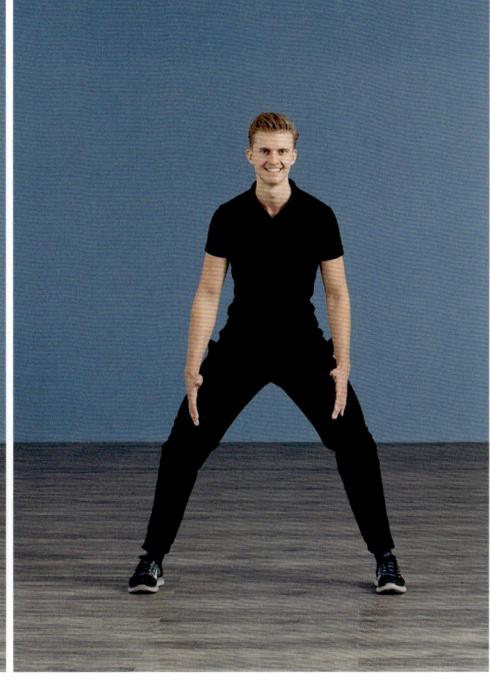

Arm und Bein heben

Vorbereitung: Stellen Sie sich hüftbreit hin und gehen dabei leicht in die Knie.

Durchführung: Heben Sie jetzt zuerst das linke Bein vom Boden ab und nehmen gleichzeitig den rechten Arm in die Luft. Gehen Sie zurück in die Ausgangspositionen. Dann führen Sie die Übung mit dem rechtem Bein und dem linken Arm aus.

Wiederholung: Einsteiger: rechts und links abwechselnd 15 Mal, Pause 5–10 Sek. 3 Mal wiederholen.

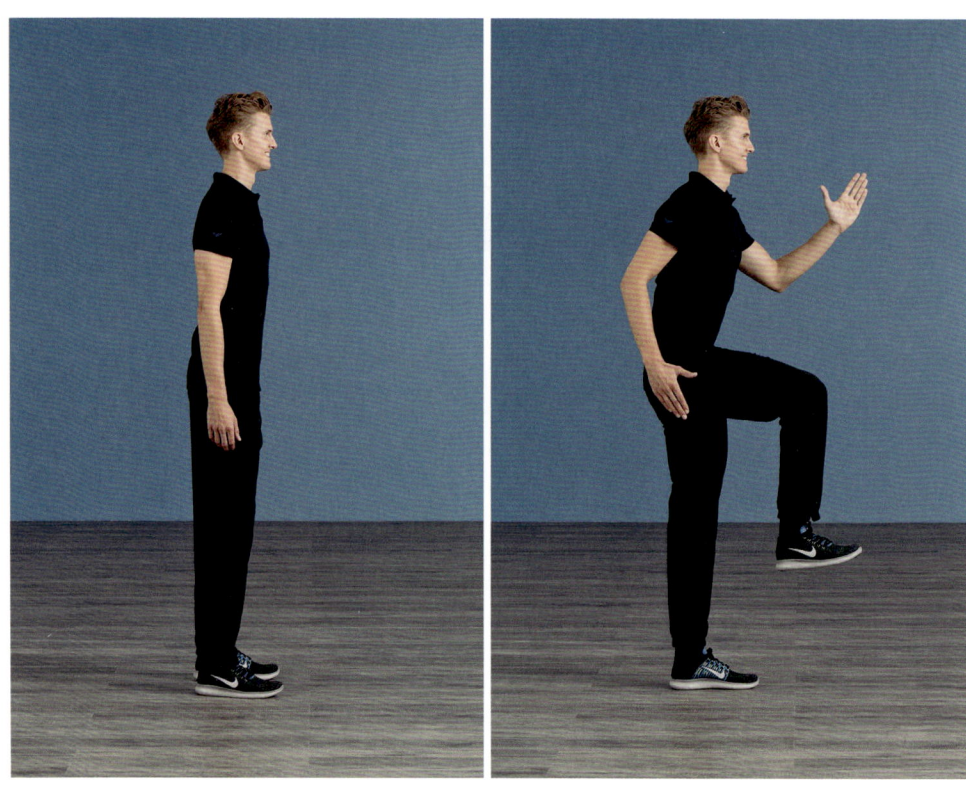

Einbeinstand

Vorbereitung: Stellen Sie sich hüftbreit hin und gehen dabei leicht in die Knie.

Durchführung: Heben Sie ein Bein ca. 20 cm vom Boden ab und achten Sie darauf, dass das Standbein im Knie nicht komplett durchgestreckt ist. Halten Sie das Bein 10 Sekunden in der Höhe. Anschließend nehmen Sie wieder den festen Stand ein. Danach heben Sie das andere Bein in die Höhe.

Wiederholung: Fortgeschrittene: rechts und linkes Bein abwechselnd jeweils 10 Sek. abheben, Pause 5–10 Sek. 2–3 Mal wiederholen.

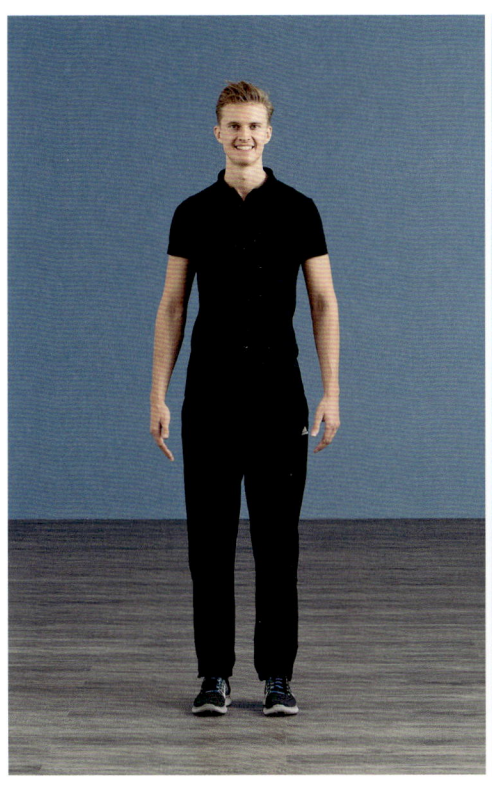
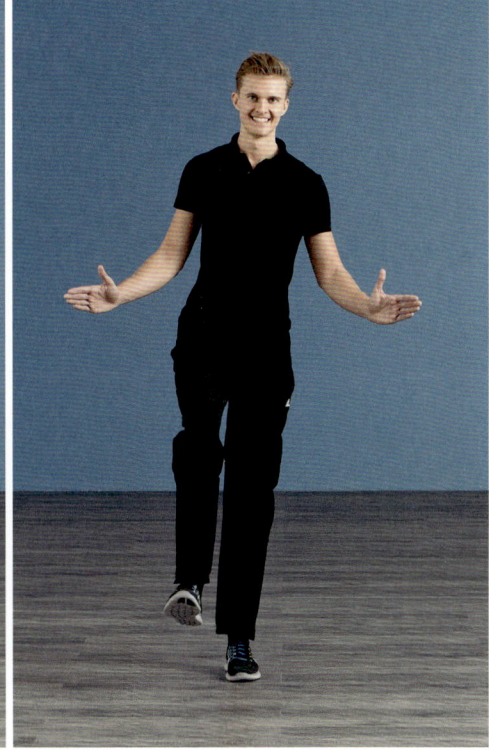

Einbeinige Rumpfvorbeuge

Vorbereitung: Stehen Sie gerade und machen Sie einen Schritt nach vorne, bringen Sie das Körpergewicht auf das vordere Bein. Halten Sie sich dabei, wenn nötig, an einer Stuhllehne fest.

Durchführung: Jetzt heben Sie Ihr hinteres Bein in die Luft und beugen sich mit Ihrem Oberkörper nach vorne, sodass das Bein gestreckt in Verlängerung des Körpers gehalten wird. Achten Sie darauf, dass das Standbein im Knie nicht komplett durchgestreckt ist. Für die Wiederholung wechseln Sie das Bein.

Wiederholung: Fortgeschrittene: rechts und linkes Bein abwechselnd jeweils 10 Sek. abheben, Pause 5–10 Sek. 2–3 Mal wiederholen.

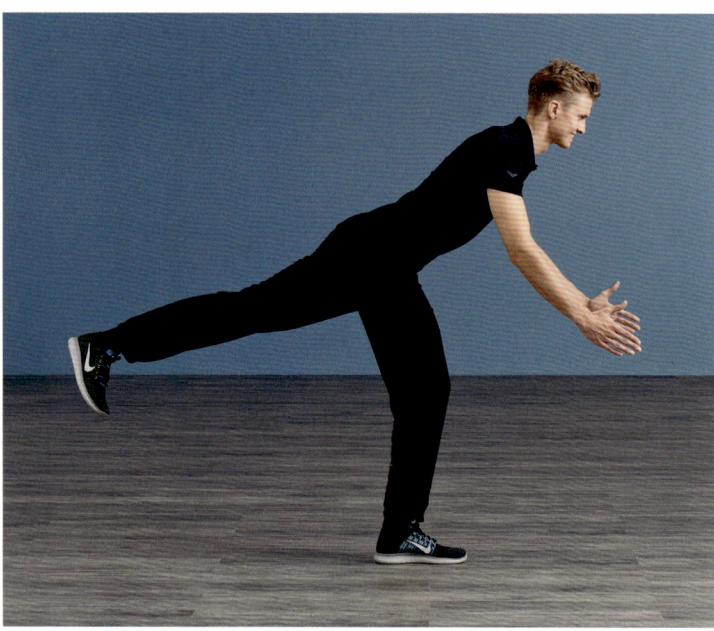

Koordinations- und Gleichgewichtsübungen für das Fitnessstudio

Matte

Vorbereitung: Stellen Sie sich im hüftbreiten Stand auf eine zusammengerollte Matte.

Durchführung: Konzentrieren Sie sich auf einen festen Stand. Dann heben Sie ein Bein ca. 20 cm vom Boden ab, halten es 10 Sekunden und achten darauf, dass das Standbein im Knie nicht komplett durchgestreckt ist. Danach gehen Sie in die Ausgangsposition zurück und führen die Übung mit dem anderen Bein durch.

Wiederholung: Einsteiger und Fortgeschrittene: rechtes und linkes Bein abwechselnd jeweils 10 Sek. abheben, Pause 5–10 Sek. 2–3 Mal wiederholen.

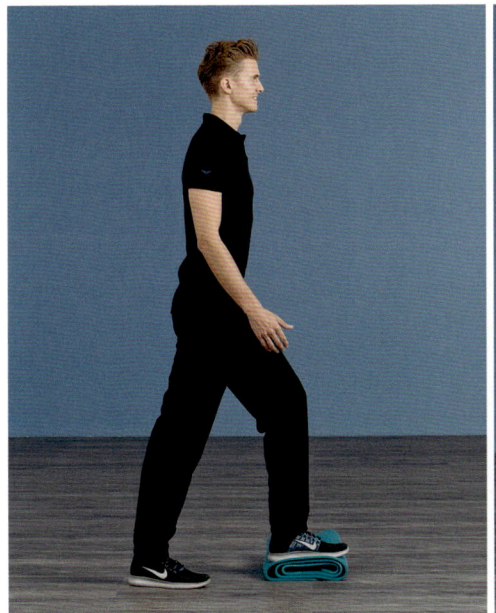 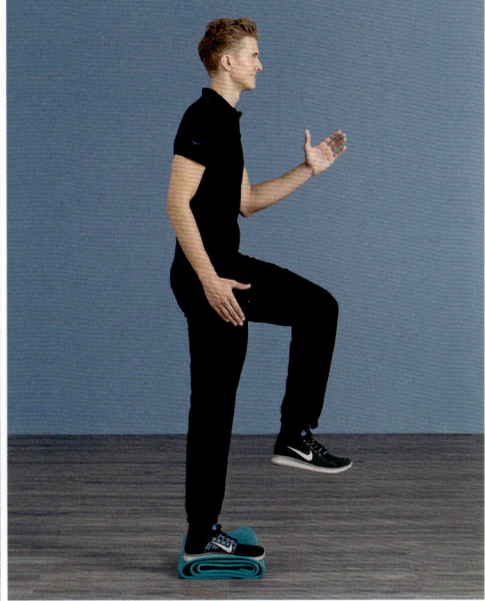

Einbeinstand mit Ball

Vorbereitung: Stellen Sie sich in aufrechter Haltung vor einen kleinen Ball.

Durchführung: Stellen Sie den Fuß auf den Ball und rollen Sie mit der Fußsohle Ihres rechten Fußes vor und zurück, von der Fußspitze bis zur Ferse. Danach gehen Sie in die Ausgangsposition zurück und führen die Übung mit dem anderen Fuß durch.

Wiederholung: Einsteiger und Fortgeschrittene: Mit dem rechten und linken Fuß abwechselnd 5 Mal vor und zurück rollen, Pause 5–10 Sek. 2–3 Mal wiederholen.

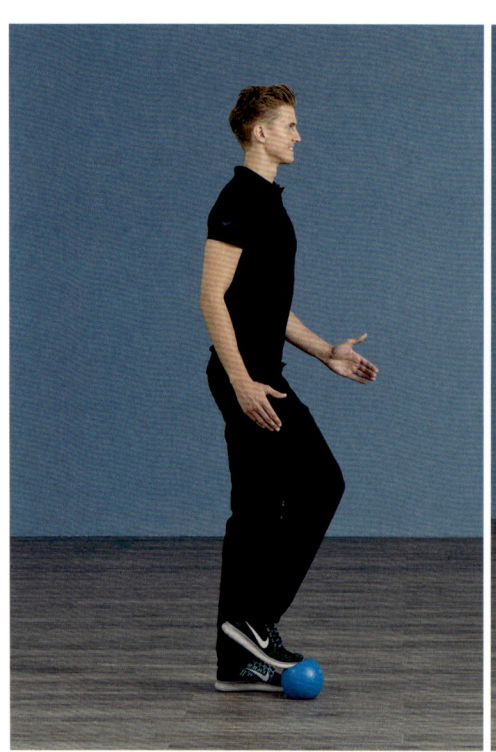 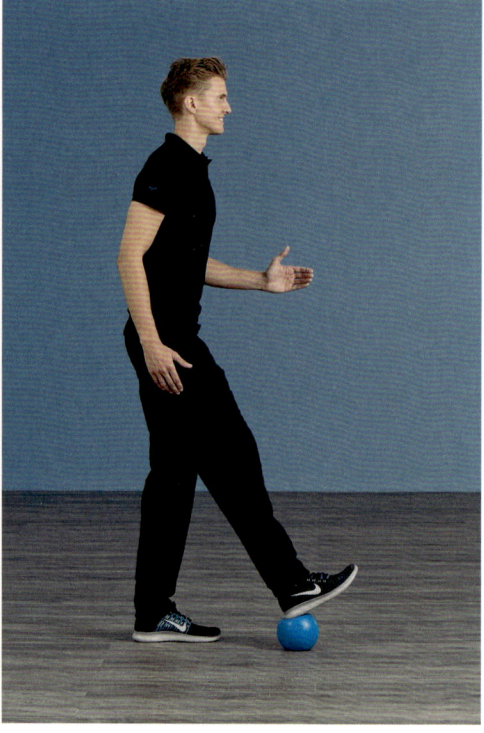

Luftkissen

Vorbereitung: Stellen Sie sich im hüftbreiten Stand auf das Luftkissen.

Durchführung: Versuchen Sie nun, das Gleichgewicht zu halten. Dann heben Sie ein Bein ca. 20 cm vom Boden ab, halten es 10 Sekunden und achten darauf, dass das Standbein im Knie nicht komplett durchgestreckt ist. Danach gehen Sie in Ihre Ausgangsposition zurück und führen die Übung mit dem anderen Bein durch.

Wiederholung: Einsteiger und Fortgeschrittene: rechtes und linkes Bein abwechselnd jeweils 10 Sek. abheben, Pause 5–10 Sek. 2–3 Mal wiederholen.

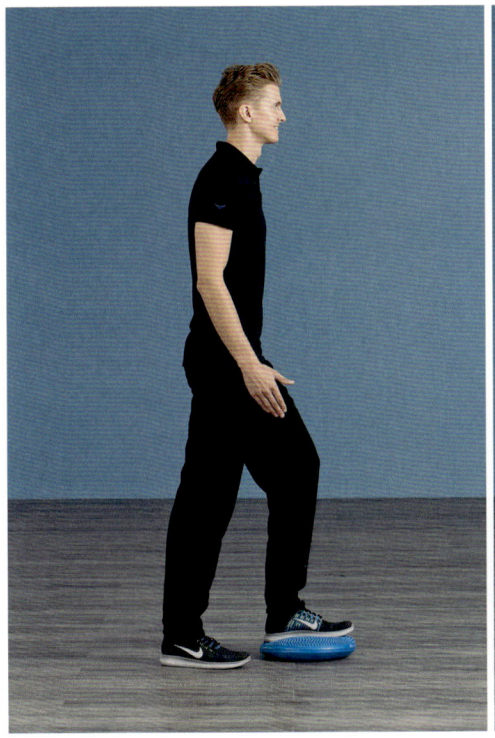
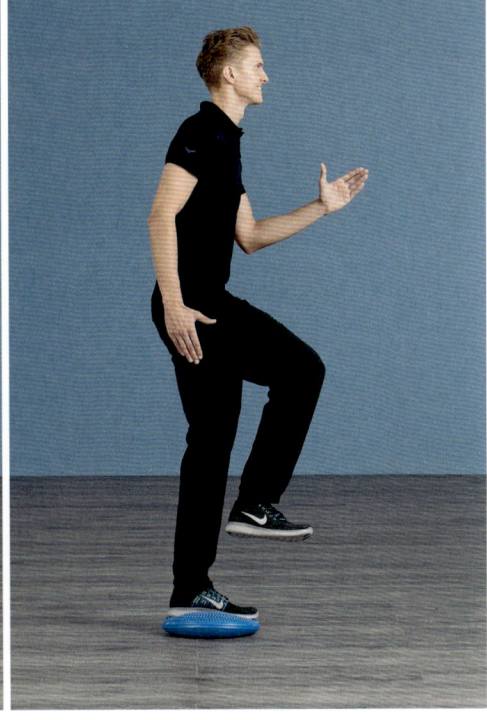

Kraft

Kraftübungen für zu Hause

Kniebeugen

Vorbereitung: stehen Sie etwa schulterbreit in aufrechter Position. Das Gewicht liegt auf den Fersen (Test: die Zehen können bewegt werden), Füße und Knie einer Seite zeigen jeweils in dieselbe Richtung. Die Hände werden nach vorne gestreckt, der Blick ist nach vorne gerichtet.

Durchführung: Gehen Sie in die Hocke, indem Sie das Gesäß nach hinten schieben, bis Sie sich in einer ca. 90-Grad-Kniebeugung befinden. Die Unterschenkel sollten dabei möglichst senkrecht bleiben, das Becken wird nach vorn gekippt, der Bauch ist angespannt. Drücken Sie sich dann mit Kraft aus den Fersen wieder hoch. Bei der Ausführung ist es wichtig, dass Sie den Rücken bewusst anspannen und Sie nicht zu sehr nach vorne gebeugt stehen. Ziel ist es, wirklich tief in die Hocke zu gehen.

Wiederholung: Einsteiger: 10–15 Kniebeugen, Pause 30–60 Sek. 2–3 Mal wiederholen. Fortgeschrittene: 10–15 Kniebeugen, Pause 30–60 Sek. 3 Mal wiederholen.

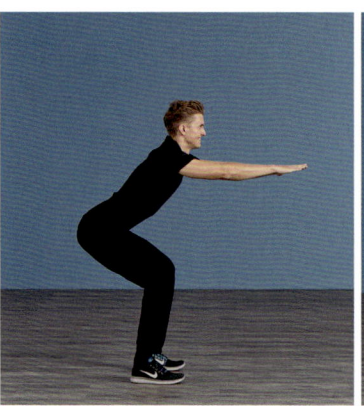 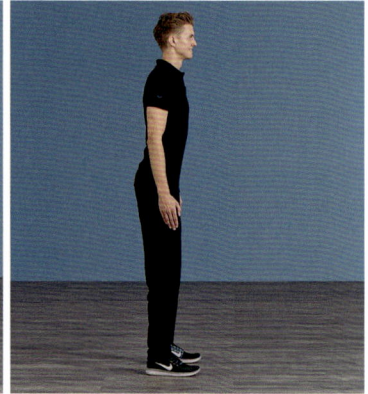

Bein beugen

Vorbereitung: Stellen Sie sich aufrecht hin und halten Sie sich an einer Stuhllehne fest.

Durchführung: Jetzt beugen Sie abwechselnd einen Ihrer Unterschenkel an, bewegen dabei die Ferse in Richtung Gesäß und stellen dann das Bein wieder am Boden ab. Dann beginnt das andere Bein mit der Beugung.

Wiederholung: Einsteiger: rechtes und linkes Bein abwechselnd 10–15 Mal beugen. Pause 30–60 Sek. 2–3 Mal wiederholen.

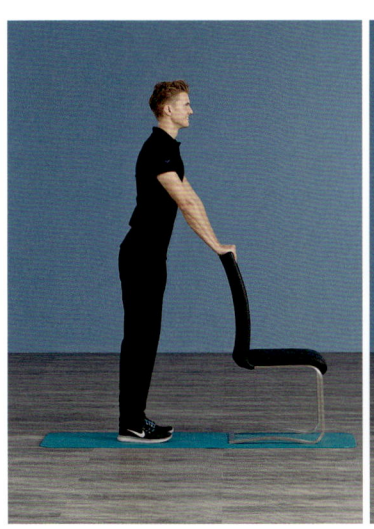
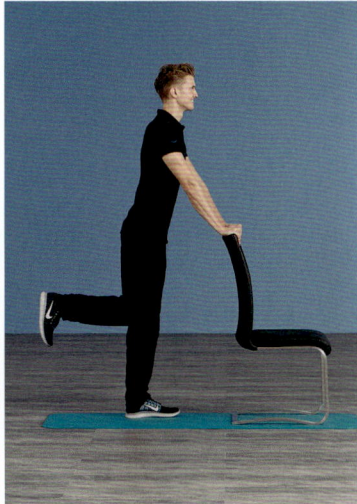

Abspreizbewegung in der Hüfte stehend

Vorbereitung: Stellen Sie sich seitlich an die Wand oder an eine Stuhllehne.

Durchführung: Das Bein, das zur Wand oder Stuhllehne näher ist, bleibt stehen und das gegenüberliegende Bein spreizen Sie gestreckt vom anderen Bein ab. Sie sollten darauf achten, dass sich Ihr Oberkörper nicht mitbewegt.

Wiederholung: Einsteiger und Fortgeschrittene: rechtes und linkes Bein abwechselnd 10–15 Mal spreizen, Pause 30–60 Sek. 2–3 Mal wiederholen.

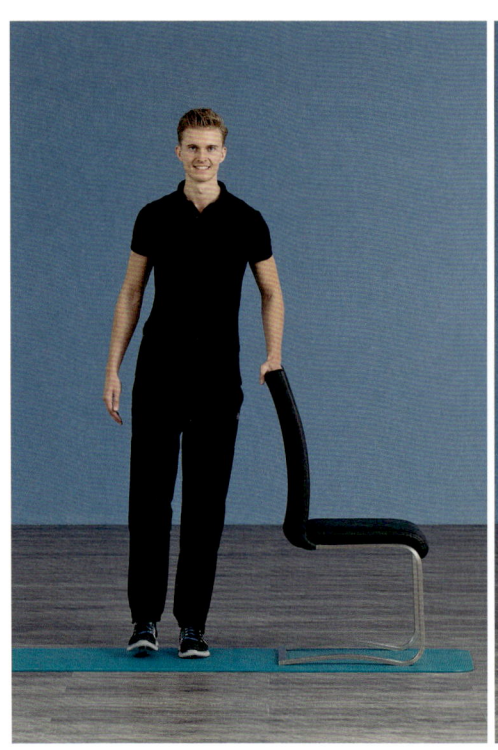
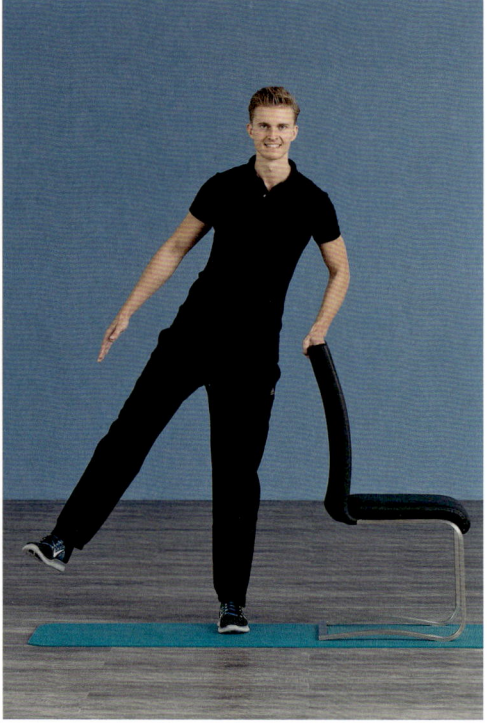

Brücke und Brücke einbeinig

Vorbereitung: Legen Sie sich mit dem Rücken auf eine Matte. Die Arme legen Sie parallel zum Körper und die Füße stellen Sie parallel hüftbreit auf.

Durchführung: Jetzt drücken Sie Ihr Gesäß nach oben, bis es mit Oberschenkeln und Oberkörper eine Linie bildet, und halten diese Position 2–3 Sekunden. Achten Sie darauf, dass die Füße und Oberschenkel parallel nach vorn zeigen. Gesäß wieder absenken. Fortgeschrittene heben dabei ein Bein an und strecken es in einer Linie mit dem Oberschenkel.

Wiederholung: Einsteiger und Fortgeschrittene: 10–15 Mal, Pause 30–60 Sek. 2–3 Mal wiederholen.

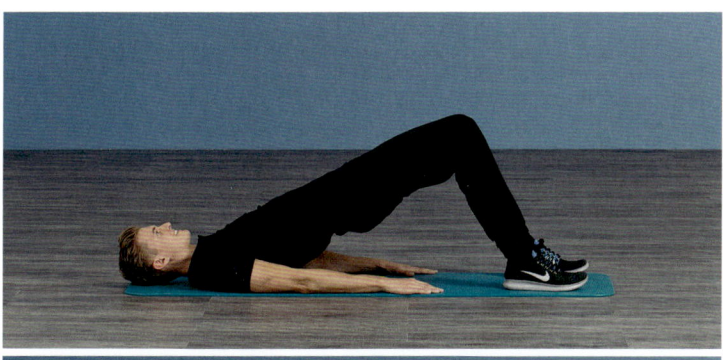

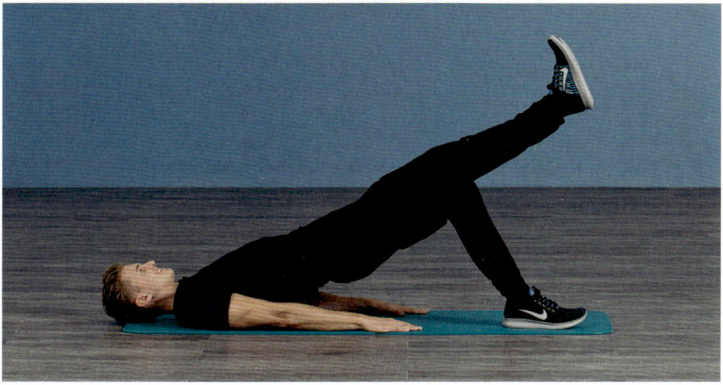

Abspreizbewegung in der Hüfte liegend

Vorbereitung: Legen Sie sich in Seitlage auf eine Matte, die eine Hand unter den Kopf, die mit der anderen stützen Sie sich leicht am Boden ab.

Durchführung: Spreizen Sie das obere Bein nach oben, die Fußinnenkanten bleiben geschlossen. 5 Sekunden halten. Sie versuchen, das volle Bewegungsausmaß zu erreichen, achten Sie jedoch darauf, dass die Bewegung nur bis zur Schmerzgrenze ausgeführt wird.

Wiederholung: Einsteiger und Fortgeschrittene: 10–15 Mal, Pause 30–60 Sek. 2–3 Mal wiederholen.

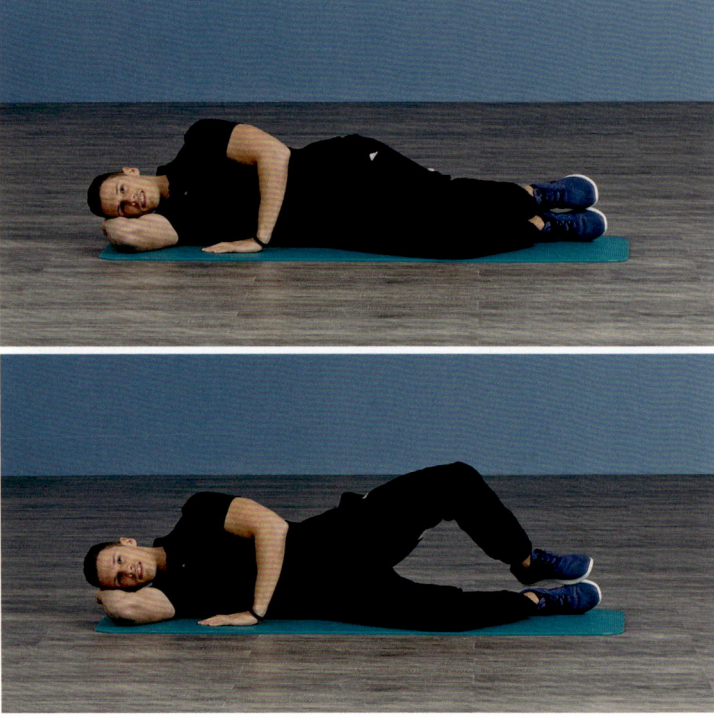

Rumpfbeuge

Vorbereitung: Stellen Sie sich in einen hüftbreiten Stand und verteilen Sie das Gewicht gleichmäßig auf beide Beine. Jetzt den Oberkörper nach vorne neigen, die Arme lassen Sie vor dem Körper hängen, die Wirbelsäule bleibt gerade.

Durchführung: Lehnen Sie Ihren Oberkörper jetzt langsam vor und wieder zurück in die aufrechte Haltung. Der Rücken bleibt dabei gerade. In den Beinen findet keine Bewegung statt.

Wiederholung: Fortgeschrittene: 10–15 Mal, Pause 30–60 Sek. 3 Mal wiederholen.

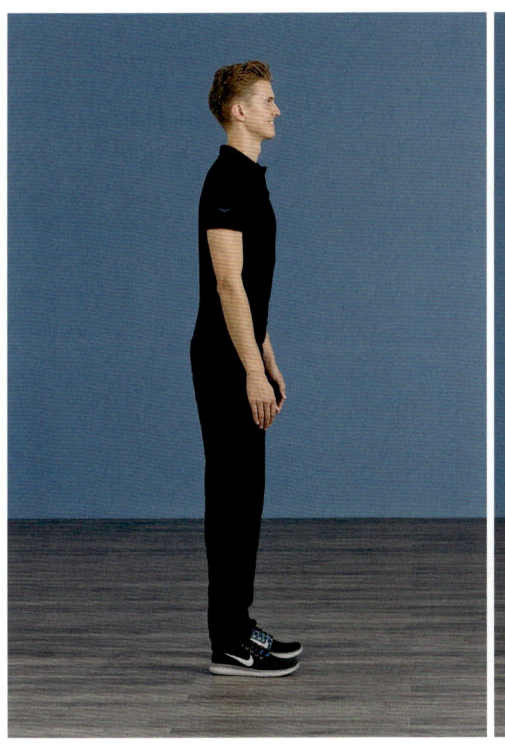
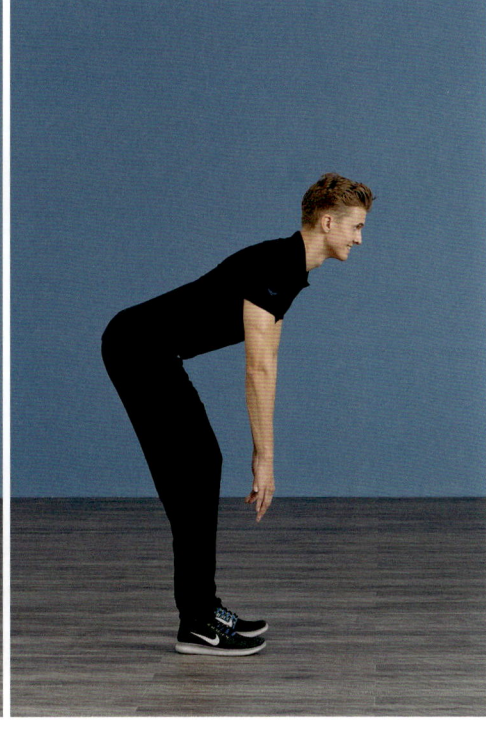

Ausfallschritte

Vorbereitung: Stellen Sie sich aufrecht hin und verteilen Sie das Gewicht gleichmäßig auf beide Beine.

Durchführung: Dann machen Sie einen Ausfallschritt nach vorne. Ihr Rumpf senkt sich langsam Richtung Boden, bis das hintere Knie kurz vor dem Aufsetzen ist. Ober- und Unterschenkel bilden dabei einen 90-Grad-Winkel. Der Oberkörper bleibt gerade. Anschließend das Bein wechseln.

Wiederholung: Fortgeschrittene: rechtes und linkes Bein abwechselnd je 10–15 Mal, Pause 30–60 Sek. 3 Mal wiederholen.

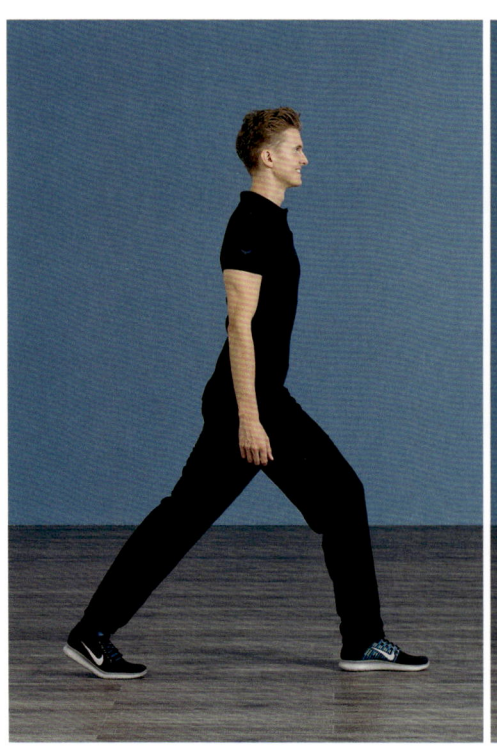 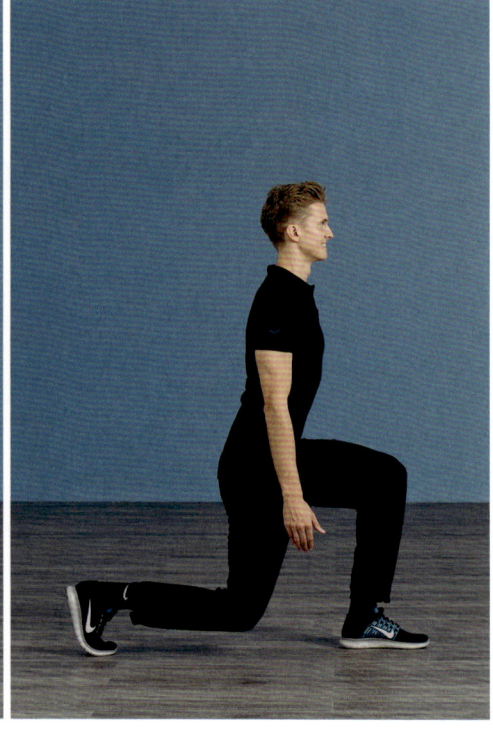

Sumo-Kniebeugen

Vorbereitung: Stellen Sie sich etwas breiter als schulterbreit und mit den Füßen nach außen rotiert in eine leicht gebeugte Position.

Durchführung: Nun gehen Sie langsam in die Kniebeuge und achten darauf, dass die Knie nicht über die Füße ragen. Spannen Sie den Bauch fest an, damit kein Hohlkreuz entsteht. Stellen Sie sich vor, Sie möchten sich auf einen Stuhl setzen, aber bevor Sie den Stuhl berühren, stehen Sie wieder auf.

Wiederholung: Fortgeschrittene: 10–15 Mal, Pause 30–60 Sek. 3 Mal wiederholen.

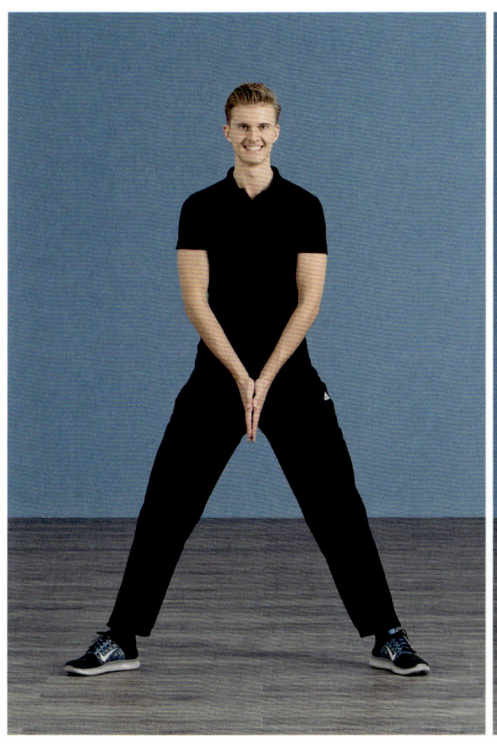
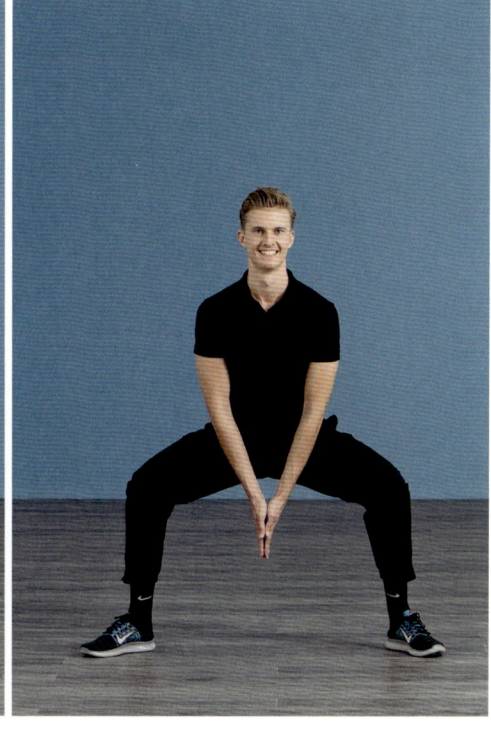

Knie strecken und beugen

Vorbereitung: Setzen Sie sich auf einen Stuhl. Klemmen Sie sich ein dickes Buch oder einen Ball zwischen die Füße.

Durchführung: Heben Sie das Buch oder den Ball jetzt an, indem Sie die Knie strecken. Diese Position 2–3 Sekunden halten, bevor Sie die Füße absenken.

Wiederholung: Einsteiger: 10–15 Mal, Pause 30–60 Sek. 2–3 Mal wiederholen.

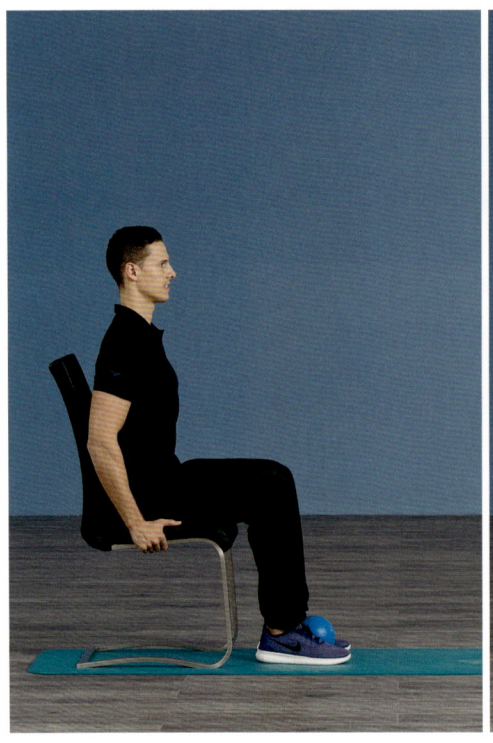
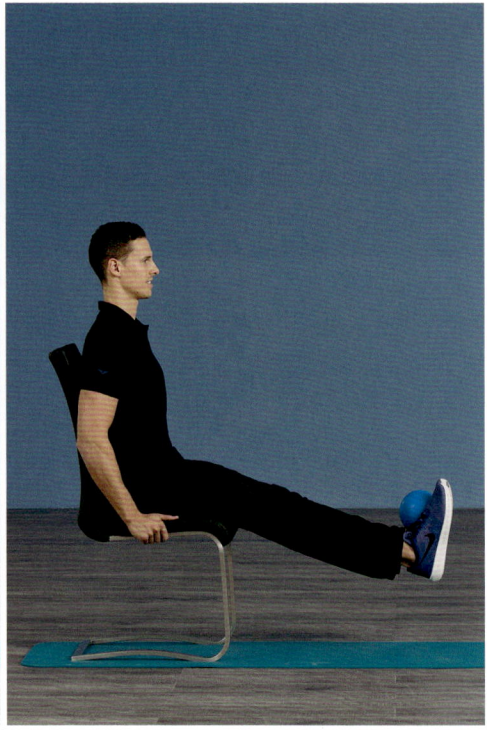

Auf die Fußballen stellen

Vorbereitung: Stellen Sie sich aufrecht hin und halten Sie sich an einer Stuhllehne fest. Die Füße etwa schulterbreit aufstellen.

Durchführung: Beide Fersen nach oben drücken und das Gewicht auf die Zehen und Fußballen stellen. Anschließend senken Sie die Fersen ab, ziehen die Zehen nach oben und belasten die Ferse. Danach gehen Sie zurück in die Ausgangsposition und wiederholen die Übung.

Wiederholung: Einsteiger: 10–15 Mal, Pause 30–60 Sek. 2–3 Mal wiederholen.

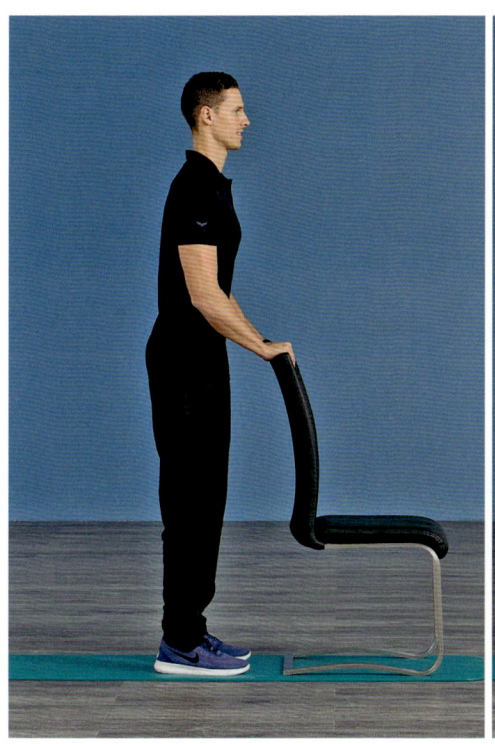
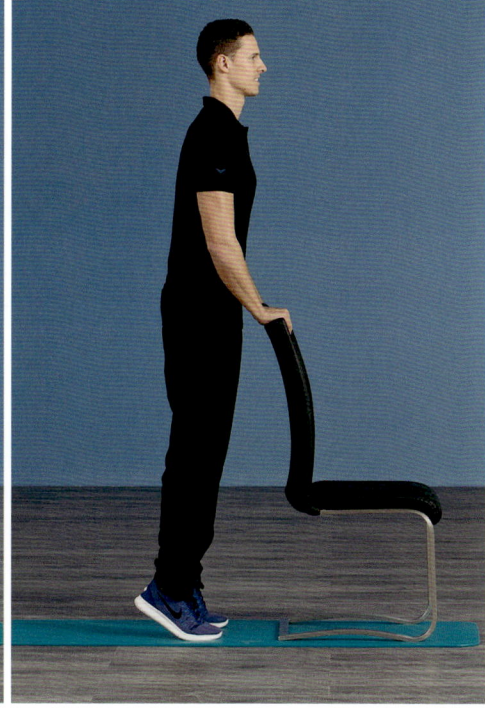

Zehenspitzen drücken auf der Treppe

Vorbereitung: Halten Sie sich, wenn nötig, an Geländer fest. Stellen Sie sich mit dem Vorfuß Ihrer beiden Füße auf die unterste Stufe einer Treppe. Wenn Sie keine Treppe haben, können Sie auch ein dickes Buch nehmen und sich an einer Stuhllehne festhalten.

Durchführung: Lassen Sie den Rückfuß so weit wie möglich nach unten sinken, bis Sie ein leichtes Ziehen spüren. Kommen Sie dann auf die Zehenspitzen.

Wiederholung: Fortgeschrittene: 10–15 Mal, Pause 30–60 Sek. 3 Mal wiederholen.

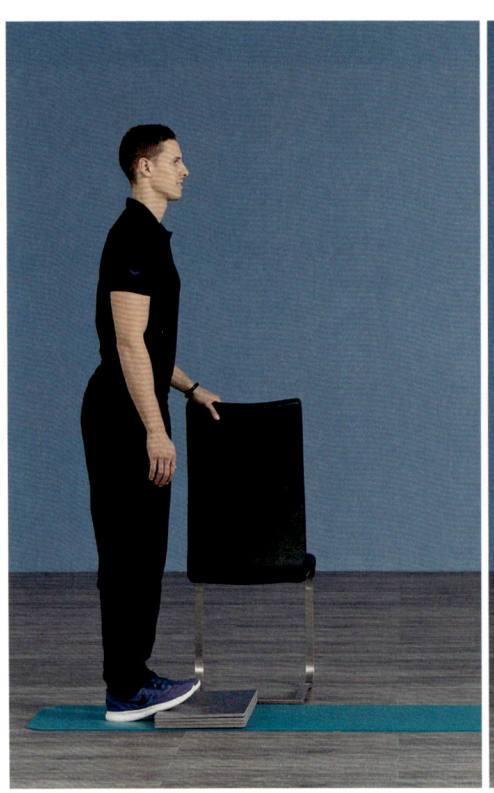
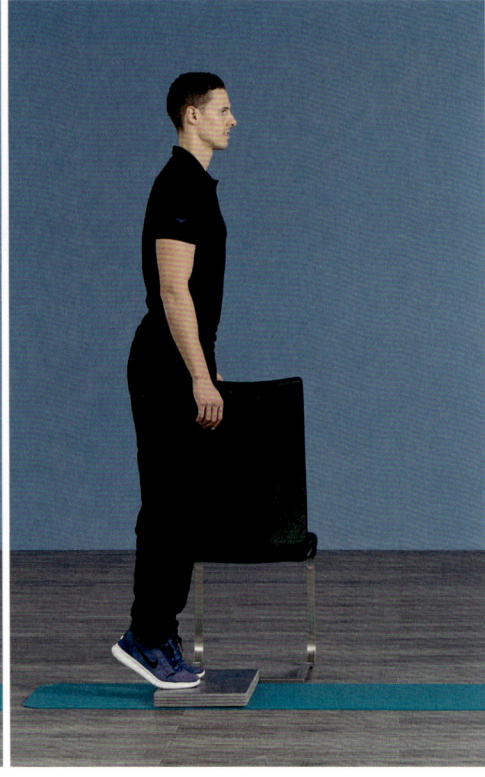

Drehung im Unterschenkel

Vorbereitung: Suchen Sie sich einen Untergrund mit einem Flie-sen-, Parkett- oder Laminatboden oder mit einer anderen glatten Oberfläche. Oder Sie legen sich ein Tuch unter den Fuß.

Durchführung: Setzen Sie sich auf einen Stuhl und stellen Ihre Füße in einem 90-Grad-Winkel ab. Jetzt rotieren Sie Ihren Unter-schenkel nach links und rechts, Sie rotieren dazu mit dem Fuß auf dem glatten Boden nach innen und außen. Wichtig dabei ist auch, dass sich Ihr Oberschenkel nicht mitbewegt.

Wiederholung: Einsteiger: 10–15 Mal, Pause 30–60 Sek. 2–3 Mal wiederholen.

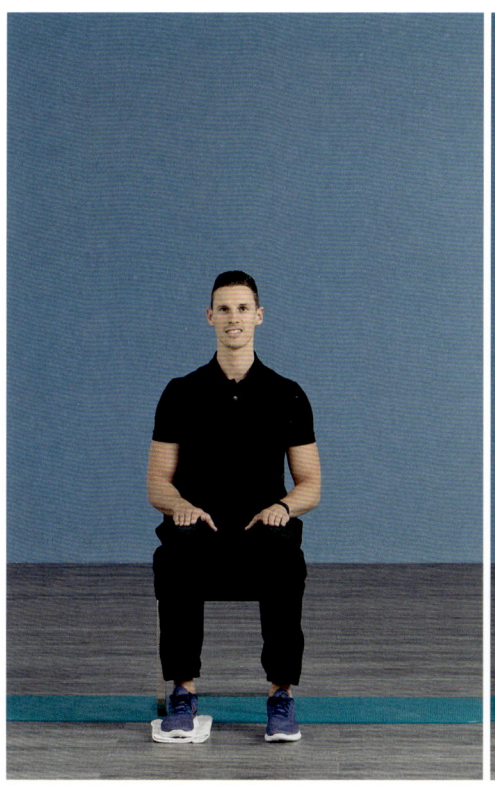 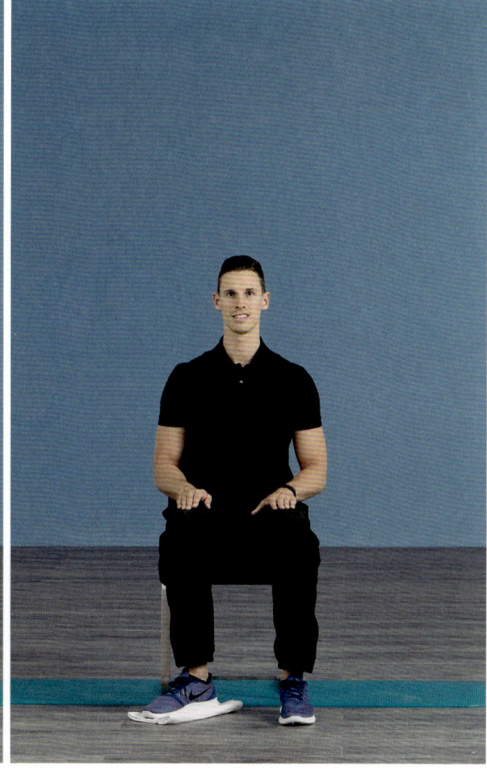

Knie gestreckt halten

Vorbereitung: Setzen Sie sich gerade auf einen Stuhl.

Durchführung: Ziehen Sie dann die Fußspitzen heran und strecken Sie das Kniegelenk. Diese Übung können Sie mit zunehmender Kraft mit Gewichtsmanschette noch effektiver gestalten.

Wiederholungen: Einsteiger: 10–15 Mal, Pause 30–60 Sek. 2–3 Mal wiederholen.

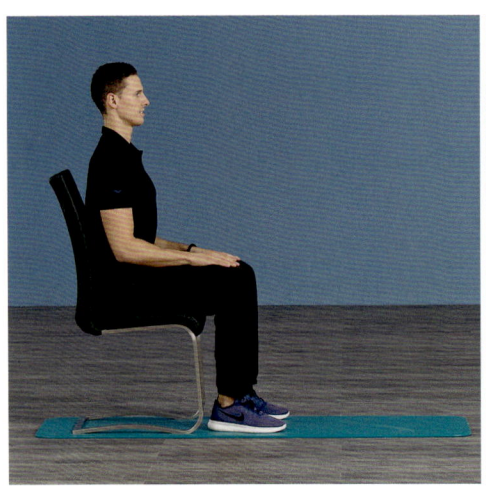
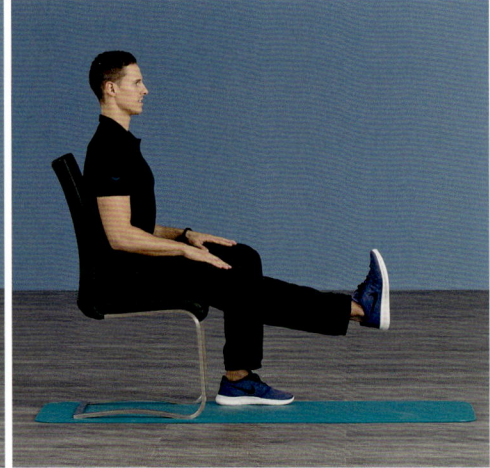

Kraftübungen für das Fitnessstudio

Für alle Fitnessgeräte gilt: Der Widerstand sollte so hoch sein, dass die letzten zwei Wiederholungen des Satzes gerade so ausführbar für Sie sind. Es ist sinnvoll, wenn Sie vor Beginn jeder Übung am Gerät einen Satz mit weniger Gewicht durchführen, damit sich die Muskulatur auf die bevorstehende Übung und Intensität vorbereiten kann. Gut ist zum Beispiel das halbe Trainingsgewicht mit der doppelten Wiederholungszahl.

Beinpresse

Vorbereitung: Setzen Sie sich auf das Trainingsgerät und vergewissern Sie sich, dass das Gerät auf Ihre Körpergröße und Ihre Konstitution eingestellt ist.

Durchführung: Führen Sie die Kniebeugen in einer Ausgangstellung von 90–100 Grad durch. Achten Sie darauf, dass die Knie während der Übungsausführung stabil bleiben. Die Fußspitzen und Knie müssen in die gleiche Richtung zeigen.

Wiederholung: Einsteiger und Fortgeschrittene: 8–12 Mal, Pause 60–90 Sek. 2–3 Mal wiederholen.

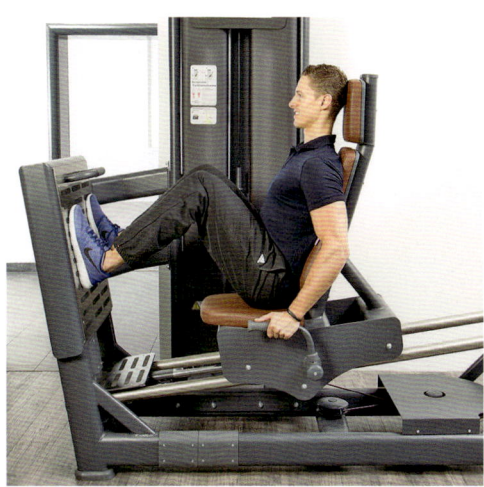
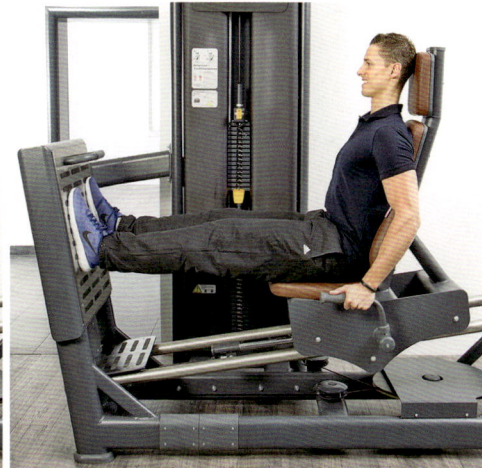

Abduktoren-Maschine

Vorbereitung: Setzen Sie sich auf das Trainingsgerät und vergewissern Sie sich, dass das Gerät auf Ihre Körpergröße und Ihre Konstitution eingestellt ist.

Durchführung: Führen Sie jetzt die Bewegung aus der maximalen Adduktion, also maximal angenähert, in die maximale Abduktion, also maximal gespreizt, durch.

Wiederholung: Einsteiger und Fortgeschrittene: 8–12 Mal, Pause 60–90 Sek. 2–3 Mal wiederholen.

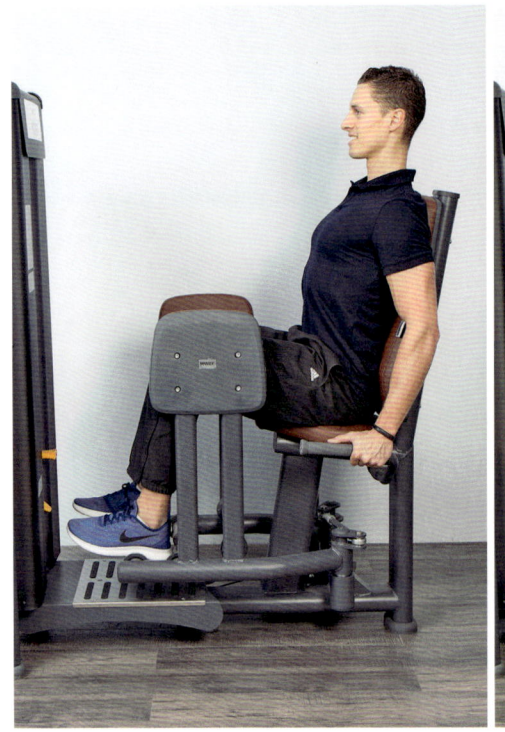 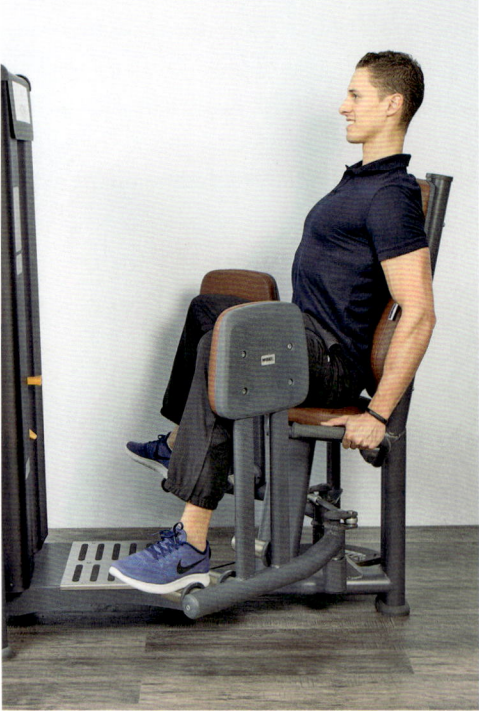

Adduktoren-Maschine

Vorbereitung: Setzen Sie sich auf das Trainingsgerät und vergewissern Sie sich, dass das Gerät auf Ihre Körpergröße und Ihre Konstitution eingestellt ist.

Durchführung: Führen Sie jetzt die Bewegung aus der maximalen Abduktion (maximal gespreizt) in die maximale Adduktion (maximal angenähert) durch.

Wiederholung: Einsteiger und Fortgeschrittene: 8–12 Mal, Pause 60–90 Sek. 2–3 Mal wiederholen.

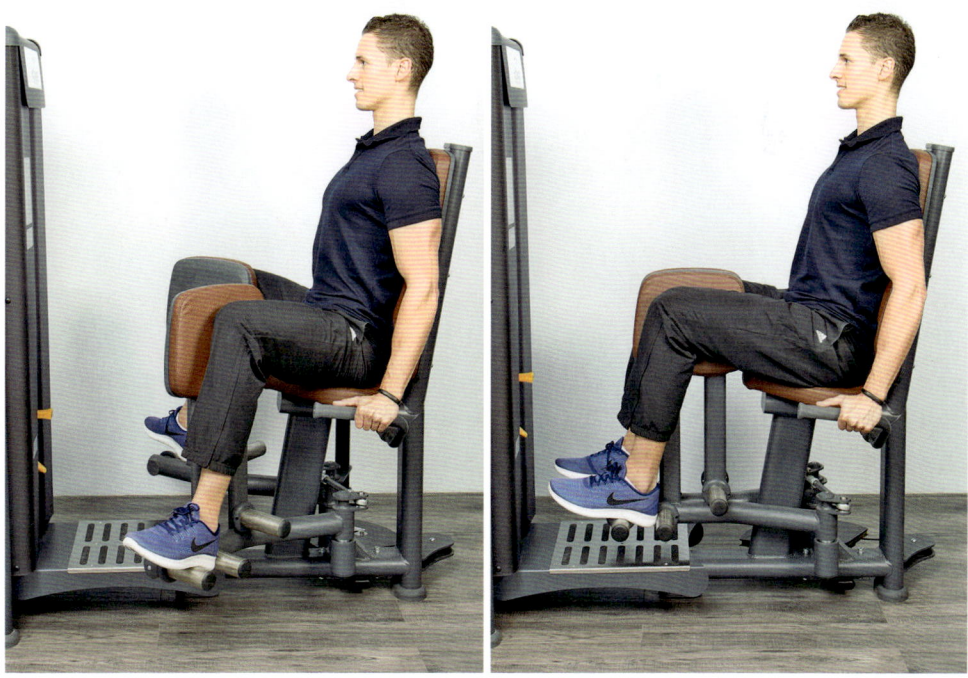

Hip-Machine, Hüftextension

Vorbereitung: Stellen Sie sich in das Trainingsgerät und vergewissern Sie sich, dass das Gerät auf Ihre Körpergröße und Ihre Konstitution eingestellt ist.

Durchführung: Drücken Sie das Gewicht in die maximale Streckung der Hüfte und halten Sie das Gewicht kurz (1–2 Sekunden) in der Streckung.

Wiederholung: Einsteiger und Fortgeschrittene: 8–12 Mal, Pause 60–90 Sek. 2–3 Mal wiederholen.

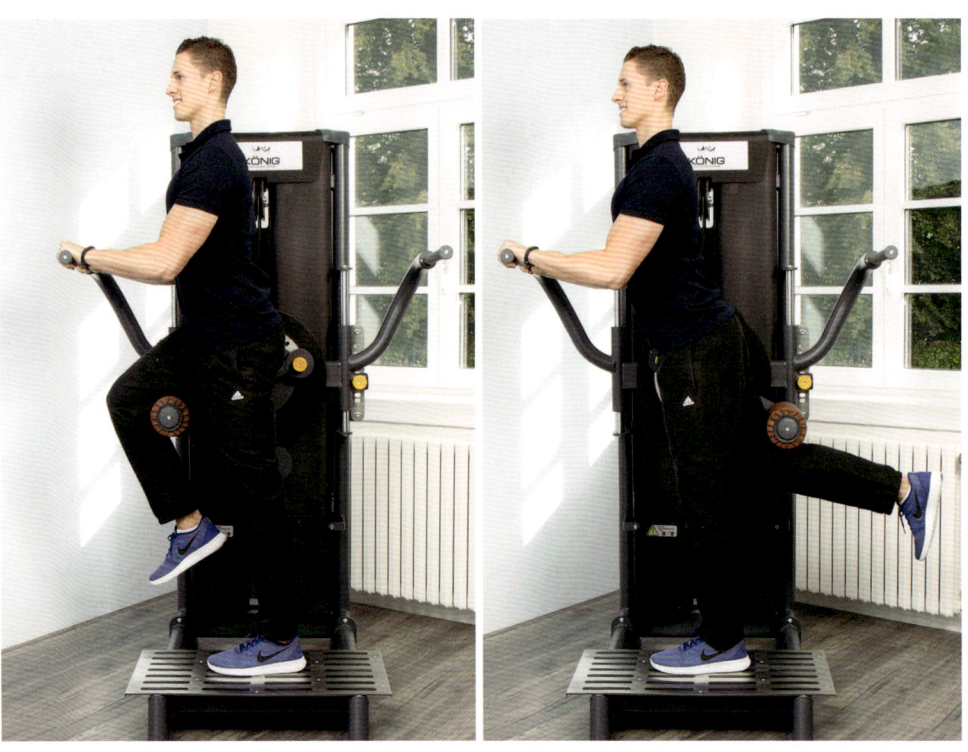

Hip-Machine, Hüftflexion

Vorbereitung: Stellen Sie sich in das Trainingsgerät und vergewissern Sie sich, dass das Gerät auf Ihre Körpergröße und Ihre Konstitution eingestellt ist.

Durchführung: Drücken Sie jetzt gegen die Widerstandsrolle und ziehen das Bein so weit wie möglich in Hüftbeugung.

Wiederholung: Einsteiger und Fortgeschrittene: 8–12 Mal, Pause 60–90 Sek. 2–3 Mal wiederholen.

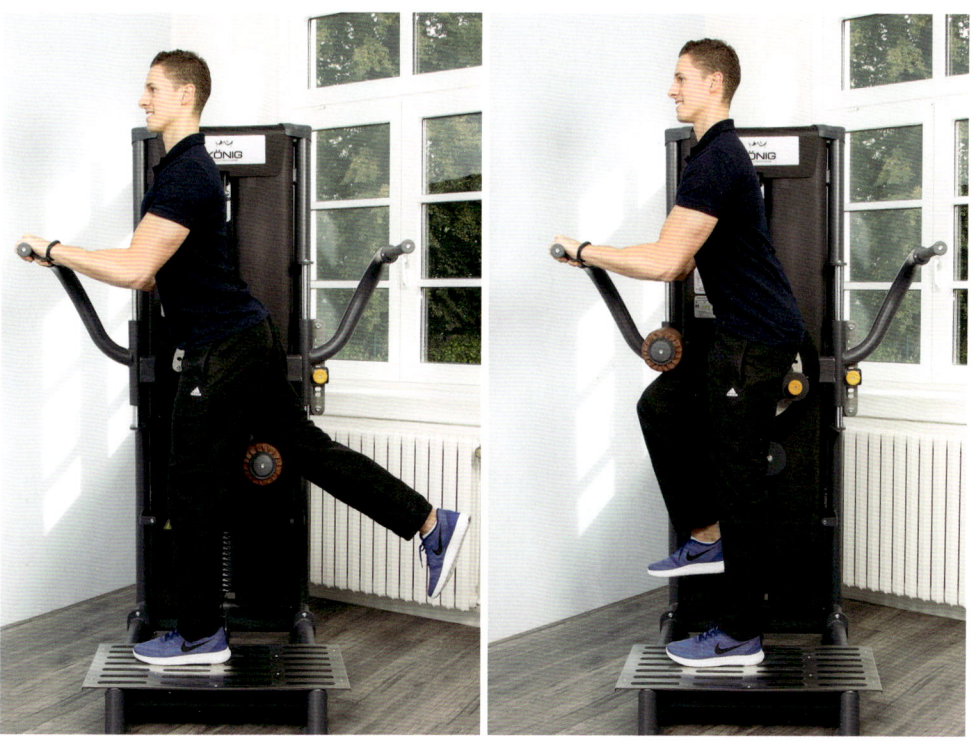

Ausfallschritte mit Gewicht

Vorbereitung: Begeben Sie sich in einen aufrechten Stand und halten Sie die Hanteln in der linken und rechten Hand.

Durchführung: Machen Sie einen Ausfallschritt, senken Sie den Körper langsam Richtung Boden, bis das hintere Knie kurz vor dem Aufsetzen ist. Ober- und Unterschenkel bilden dabei einen 90-Grad-Winkel. Der Oberkörper bleibt aufrecht. Dann das Bein wechseln.

Wiederholung: Einsteiger und Fortgeschrittene: 8–12 Mal, Pause 60–90 Sek. 2–3 Mal wiederholen.

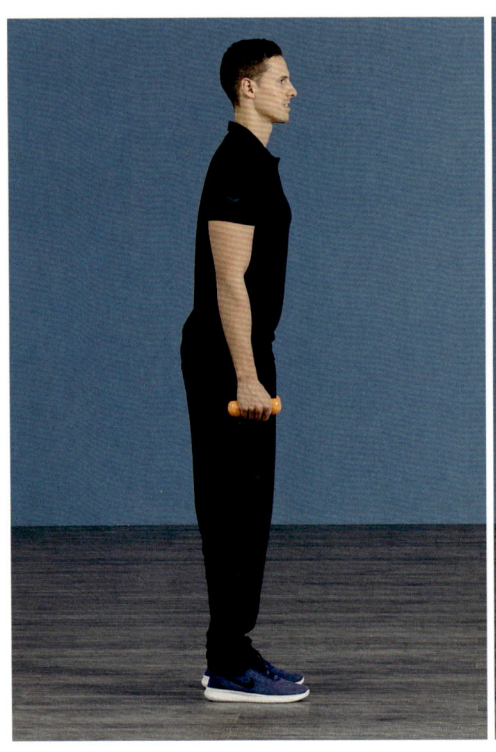
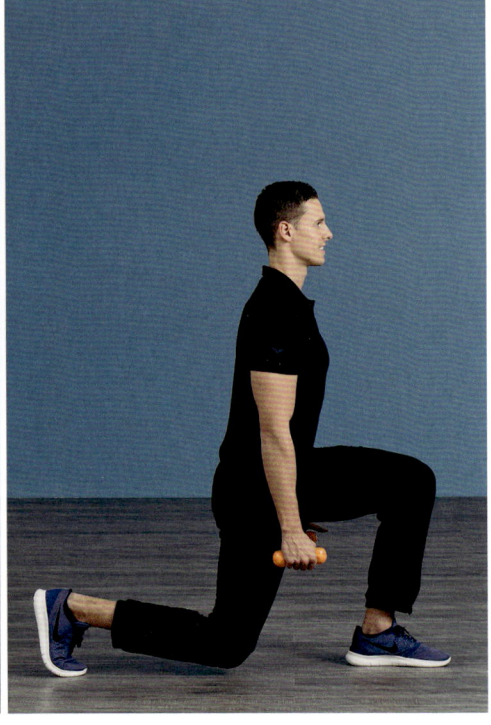

Beinstrecker

Vorbereitung: Setzen Sie sich auf das Sitzpolster des Geräts und rutschen mit dem Gesäß bis ans Ende. Ihre Kniegelenke sollten sich jetzt auf gleicher Höhe wie die Drehgelenke des Beinstrecker-Geräts befinden.

Durchführung: Strecken Sie die Unterschenkel aus der Beugung nach oben, bis das komplette Bein parallel zum Boden ist. Anschließend senken Sie den Unterschenkel wieder nach unten ab.

Wiederholung: Einsteiger und Fortgeschrittene: 8–12 Mal, Pause 60–90 Sek. 2–3 Mal wiederholen.

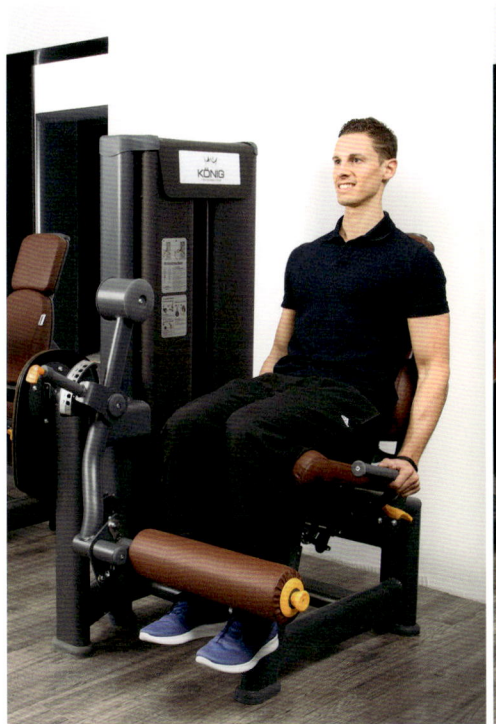
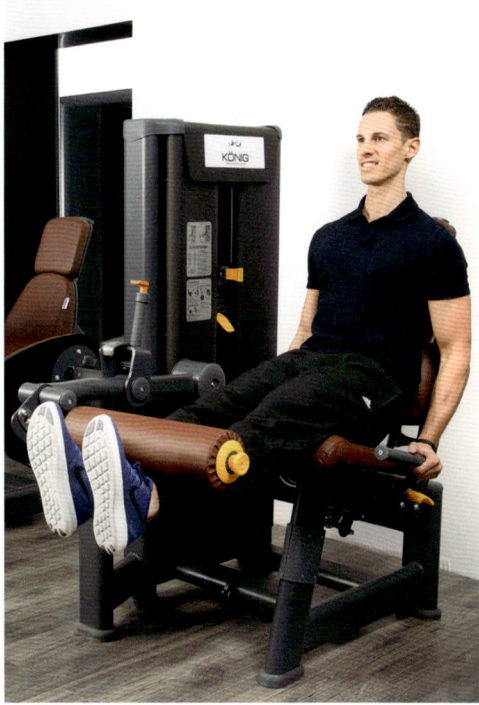

Beinbeuger

Vorbereitung: Setzen Sie sich auf das Sitzpolster des Geräts und rutschen mit dem Gesäß bis ans Ende. Positionieren Sie die Beinpolsterrolle so, dass sie zwischen der Achillesferse und dem Wadenmuskel ist. Die Beine sind nun in einer gestreckten Stellung.

Durchführung: Beugen Sie das fast durchgestreckte Bein und versuchen Sie die volle Bewegungsamplitude des Gerätes auszunutzen, bis Sie die maximale Beugung des Kniegelenks erreicht haben.

Wiederholung: Einsteiger und Fortgeschrittene: 8–12 Mal, Pause 60–90 Sek. 2–3 Mal wiederholen.

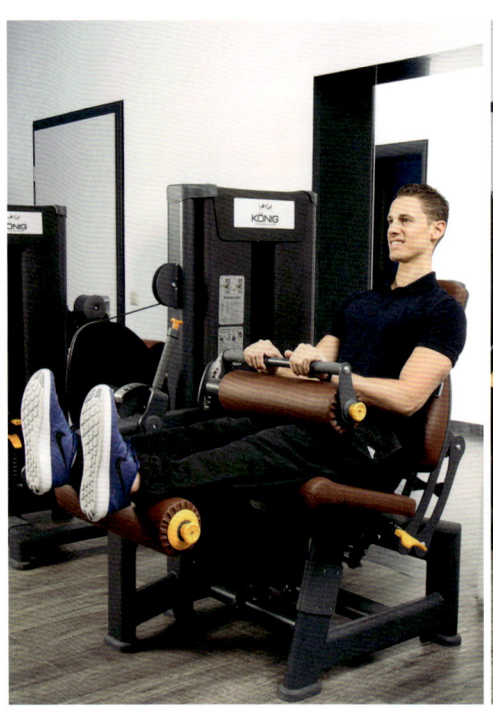
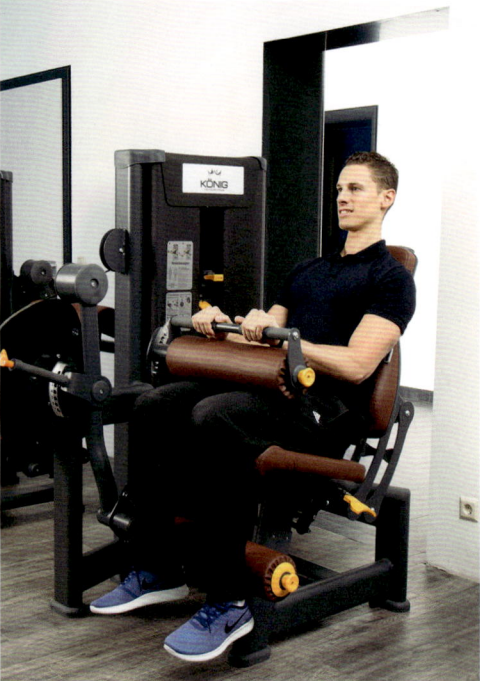

Wadenheben im Stehen

Vorbereitung: Begeben Sie sich in einen aufechten Stand. Die Füße stellen Sie nah aneinander, die Fußballen sind minimal nach außen gedreht. Halten Sie dabei den Rücken gerade und die Hände an den Hüften – oder Sie halten sich, wenn vorhanden, an einer Stange fest.

Durchführung: Heben Sie nun die Fersen so weit wie möglich an. Dabei pendeln Sie möglichst nicht mit der Hüfte. Halten Sie die Position und bewegen Sie die Zehenspitzen dabei möglichst nicht. Kehren Sie zur Ausgangsposition zurück und wiederholen Sie die Ausführung.

Wiederholung: Einsteiger und Fortgeschrittene: 8–12 Mal, Pause 60–90 Sek., 2–3 Mal wiederholen.

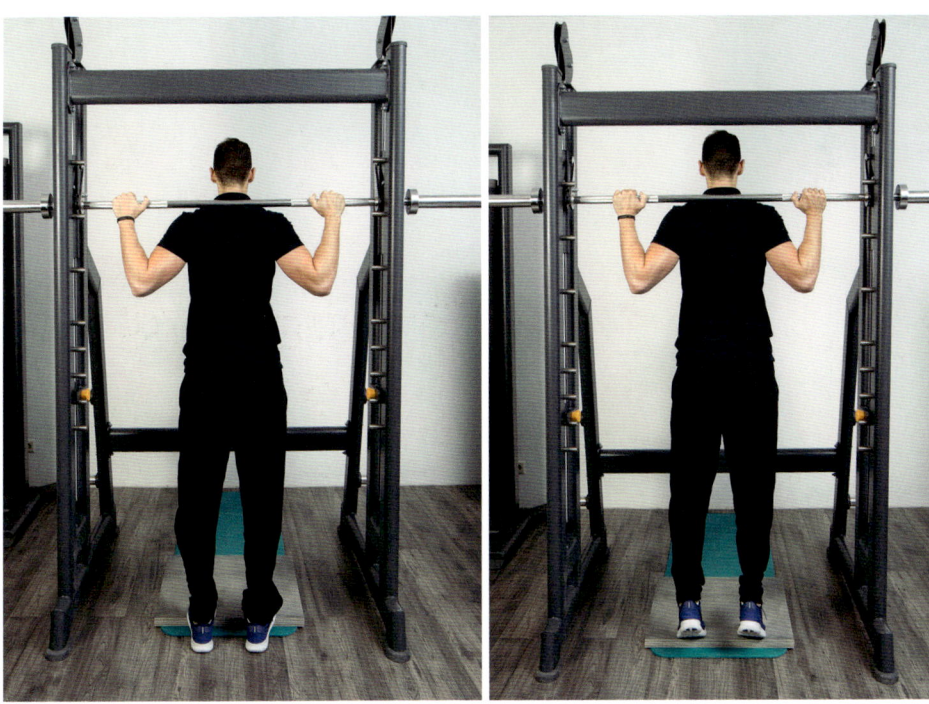

Ausdauer

Ausdauertraining für zu Hause und für das Fitnessstudio

Crosstrainer und Fahrrad-Ergometer eignen sich nicht nur zum Aufwärmen im Studio, sondern auch bestens für das Ausdauertraining. Auch gut: Fahrradfahren oder sportliches Gehen in der Natur für das Training zu Hause.

Informationen zur Ausführung der Übungen auf dem Fahrrad-Ergometer und dem Crosstrainer finden Sie auf den Seiten 100 und 101.

Zu Hause können Sie je nach Intensität und individueller Kondition 10–30 Minuten (Einsteiger) bzw. 15–40 Minuten (Fortgeschrittene) trainieren, im Studio sollten es 20–60 Minuten sein.

Dehnen

Dehnübungen für zu Hause und für das Fitnessstudio

Dehnung der Oberschenkelinnenseite
Vorbereitung: Stellen Sie sich breitbeinig hin und verlagern das Körpergewicht auf ein Bein.
Durchführung: Das nicht belastete Bein geht nach vorne und muss gestreckt bleiben, das belastete Bein geht in eine kleine Kniebeugung. Gehen Sie so weit in eine Beugung, bis Sie am nicht belasteten Bein eine deutliche Dehnung auf der Oberschenkelinnenseite spüren.
Wiederholung: Einsteiger und Fortgeschrittene: auf jeder Seite 20 Sek. dehnen, Pause 10–20 Sek. 2–3 Mal wiederholen.

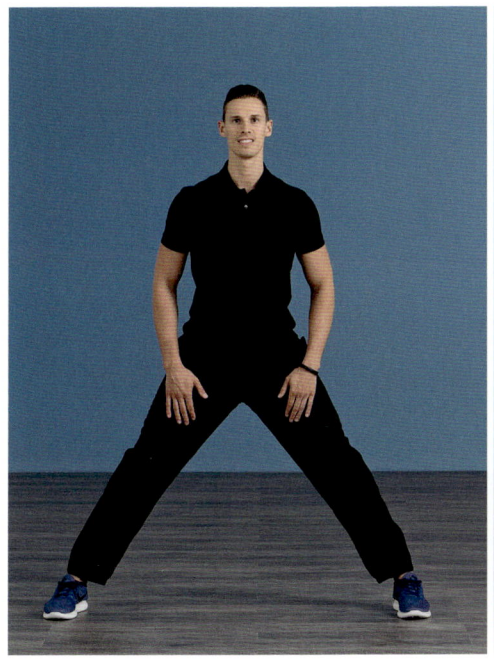
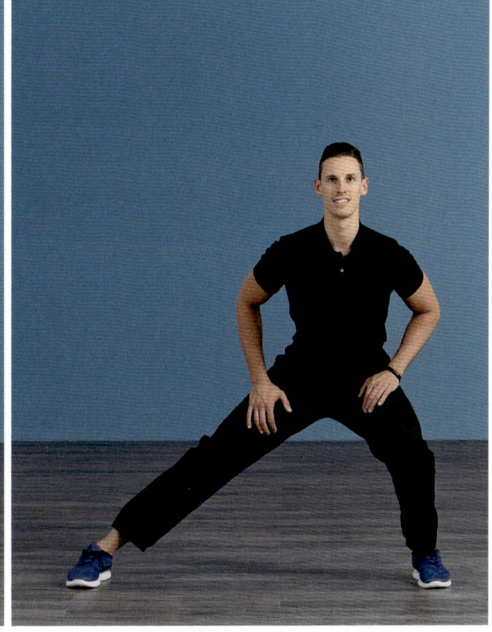

Wadendehnung

Vorbereitung: Machen Sie einen großen Schritt nach vorne und achten Sie darauf, dass Ihre beiden Fußspitzen nach vorne gerichtet sind und das hintere Bein gestreckt ist. Gehen Sie nur so weit, dass die hintere Ferse auf dem Boden bleiben kann.

Durchführung: Verlagen Sie jetzt Ihr Körpergewicht auf das vordere Bein, achten Sie darauf, dass Ihr hinteres Bein gestreckt ist und die Ferse nicht abhebt. Sie sollten eine deutliche Dehnung in Kniekehle und Wade spüren. Achten Sie darauf, dass das vordere Knie sich nicht mehr als 90 Grad beugt

Wiederholung: Einsteiger und Fortgeschrittene: rechtes und linkes Bein jeweils 20 Sek. nach hinten dehnen, Pause 10–20 Sek. 2–3 Mal wiederholen.

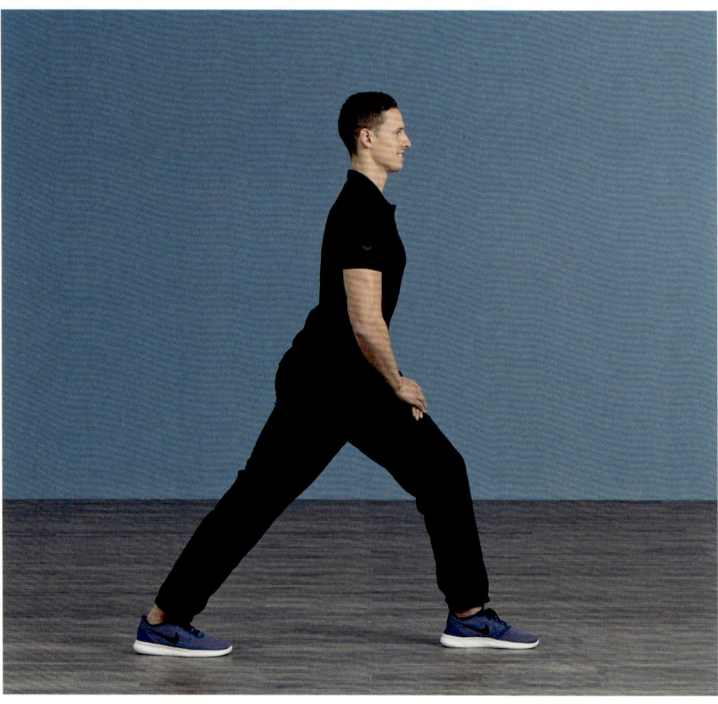

Hüftbeugerdehnung

Vorbereitung: Machen Sie einen großen Ausfallschritt nach vorne, legen Sie dabei das Kniegelenk auf der Matte ab und nehmen dann eine aufrechte Körperhaltung ein.

Durchführung: Aus dieser Position schieben Sie das Becken langsam nach vorne, sodass Sie vorne am Oberschenkel des knienden Beines eine Dehnung spüren.

Wiederholung: Einsteiger und Fortgeschrittene: linkes und rechtes Bein jeweils 10–20 Sek. dehnen, Pause 10–20 Sek. 2–3 Mal wiederholen.

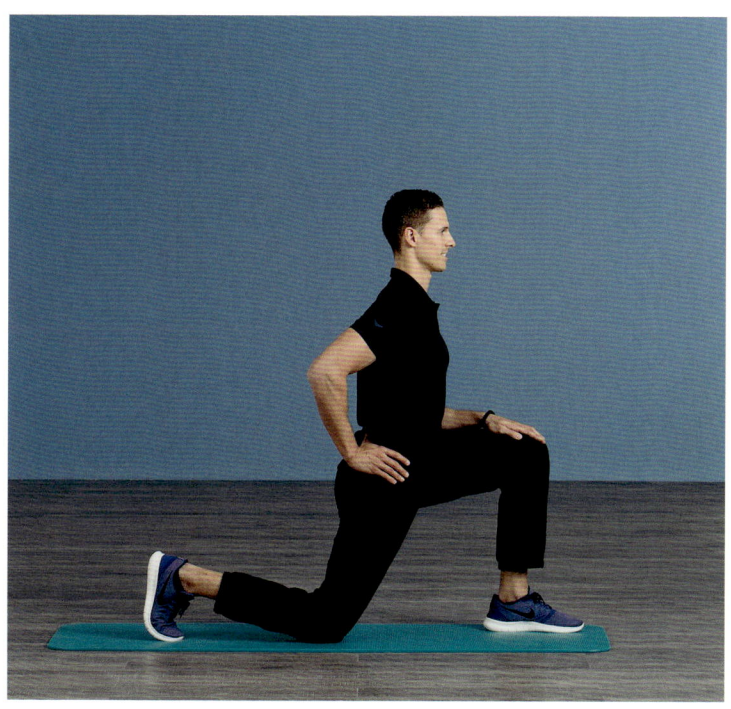

Dehnung der Oberschenkelrückseite

Vorbereitung: Gehen Sie in die Rückenlage. Das zu dehnende Bein wird Richtung Decke gestreckt und die Fußspitze wird angezogen. Das andere Bein bleibt möglichst auf der Unterlage liegen.

Durchführung: Ziehen Sie das zur Decke gerichtete Bein mit beiden Händen vorsichtig Richtung Oberkörper und achten Sie darauf, dass das Bein möglichst gestreckt ist. Es sollte eine deutliche Dehnung im hinteren Oberschenkelbereich spürbar sein. Wenn Sie Schwierigkeiten mit der Übung haben oder unbequem liegen, stellen Sie das liegende Bein auf und/oder legen Sie sich ein Kissen unter den Kopf.

Wiederholung: Einsteiger und Fortgeschrittene: linkes und rechtes Bein jeweils 20 Sek. dehnen, Pause 10–20 Sek. 2–3 Mal wiederholen.

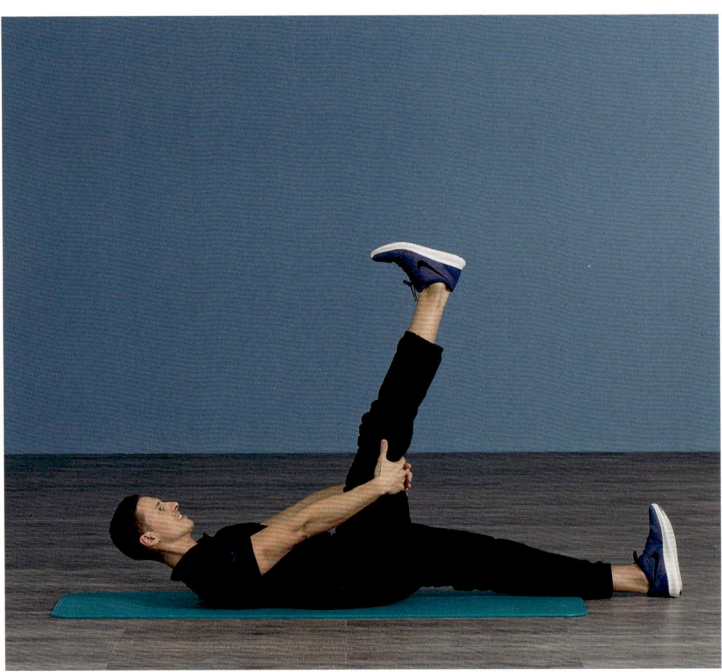

Dehnung der Oberschenkelvorderseite

Vorbereitung: Stellen Sie sich aufrecht hin und halten Sie sich, wenn nötig, an einer Stuhllehne fest. Ziehen Sie ein Bein in Richtung Gesäß an und greifen Sie mit der rechten Hand nach Ihrem rechten Sprunggelenk (Spann). Beide Oberschenkel sollten auf der gleichen Höhe bleiben.

Durchführung: Jetzt ziehen Sie wenn möglich Ihre Ferse noch ein bisschen weiter Richtung Gesäß, bis Sie einen deutlichen Zug im vorderen Oberschenkelbereich spüren. Schieben Sie die Hüfte nach vorn, um ein Hohlkreuz zu vermeiden. Dann Beinwechsel.

Wiederholung: Einsteiger und Fortgeschrittene: linkes und rechtes Bein jeweils 20 Sek. dehnen, Pause 10–20 Sek. 2–3 Mal wiederholen.

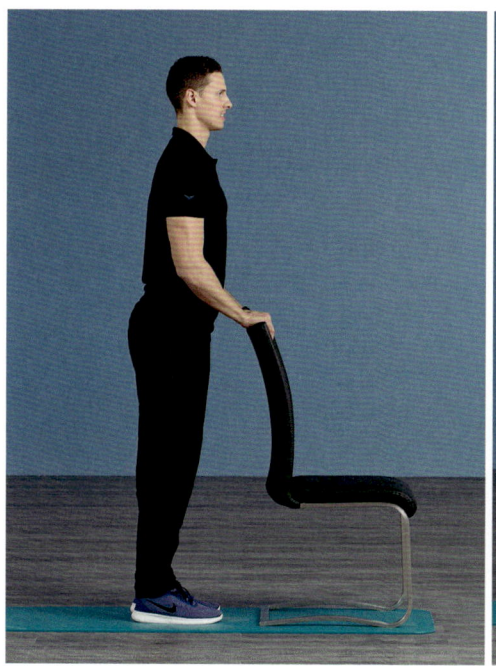 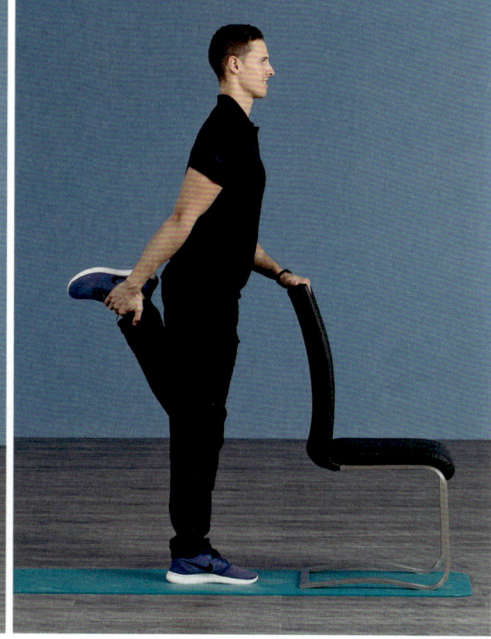

Trainingspläne

Nun kennen Sie die wichtigsten Kniffe, die für Ihr Training relevant sind. Werden Sie aktiv und setzen Sie das neu Gelernte direkt in die Tat um! Nachfolgend finden Sie Trainingspläne. Diese sind in die verschiedenen Trainingsphasen Aufwärmen, Koordination, Kraft, Ausdauer und Dehnen gegliedert. Zu jeder dieser Phasen finden Sie Übungen, die Sie mithilfe einer Übungsbeschreibung durchführen können. Betrachten Sie die Trainingspläne und suchen Sie sich die für Sie passenden Übungen heraus. Auf der entsprechenden Seite, die links in der Tabelle vermerkt ist, werden diese genauer erklärt: Dort erfahren Sie, wie Sie im vorangegangenen Kapitel schon gesehen haben, wie die Übung durchzuführen ist, wie viele Wiederholungen gefordert sind und wie lang die Pausen zwischen den Übungen sein sollten.

So arbeiten Sie mit den Trainingsplänen

Trainieren Sie dieses Programm zwei- bis dreimal pro Woche. Sollten Sie jeden Tag trainieren, legen Sie mindestens einen Tag Pause pro Woche ein.

Das Einsteigerprogramm sollten Sie je nach aktuellem Trainingszustand ein bis vier Wochen lang absolvieren. Sobald Sie merken, dass Sie durch die Übungen im Einsteigerprogramm keinen Ermüdungszustand mehr erreichen können, wechseln Sie zum Fortgeschrittenenprogramm.

Das Fortgeschrittenenprogramm sollten Sie zwei bis vier Wochen durchführen. Das Geräteprogramm kann parallel ab der zweiten Trainingswoche des Fortgeschrittenenprogramms begonnen werden. Das Fortgeschrittenenprogramm können Sie weiter fortführen, wenn Sie einmal keine Zeit haben, um ins Studio zu gehen.

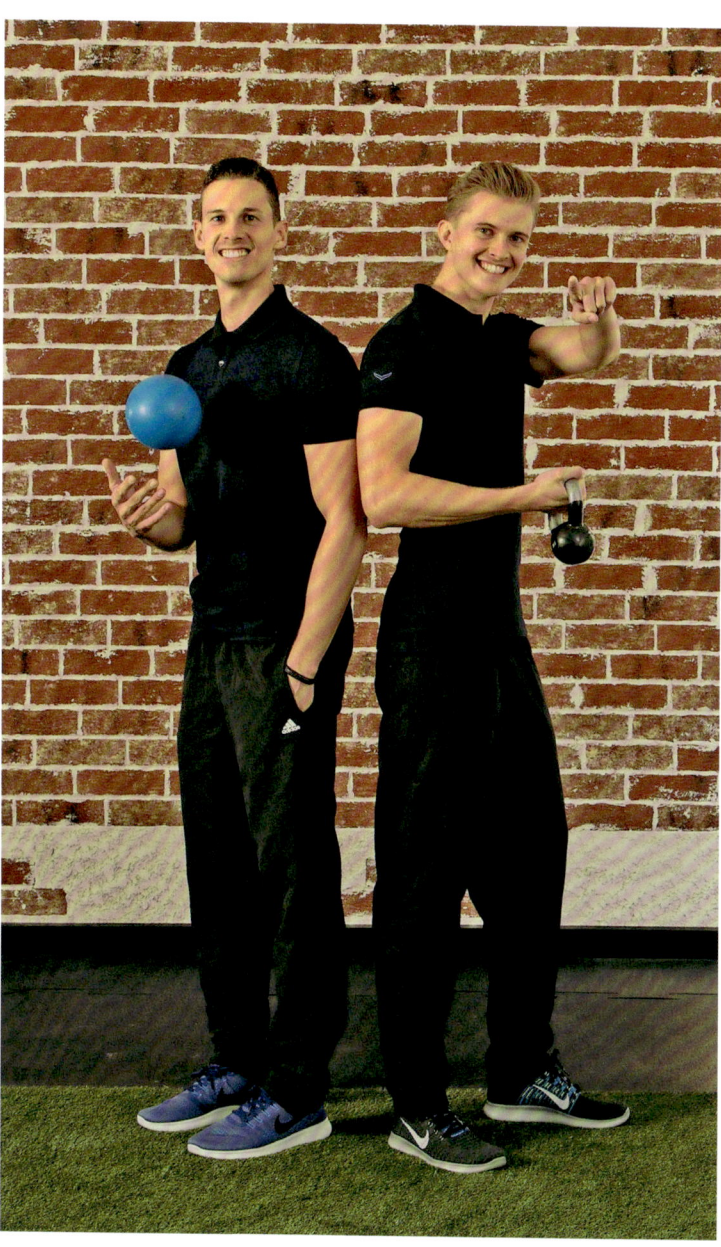

Die Grundlagen für
ein effektives
Training sind gelegt.
Jetzt sind Sie dran!

Trainingspläne Hüftarthrose

Hüftarthrose – Einsteiger

Übung	Aufwärmen	Grund-stellung	Hilfsmittel	Wieder-holung Bewegung	Wieder-holung Übung	Pause (Sek.)
S. 97	Bein ziehen	Stand	Stuhl	10 x	2 x	10–20
S. 98	Bein kreisen	Stand	Stuhl	10 x	2 x	10–20
S. 99	Bein strecken und beugen	Sitzen	Stuhl	10–15 x	3 x	10–20
Übung	Koordination/ Gleichgewicht	Grund-stellung	Hilfsmittel	Wieder-holung Bewegung	Wieder-holung Übung	Pause (Sek.)
S. 102	Auf einer Linie gehen	Stand		5–10 Schritte	4 x	5–10
S. 103	Seitwärtsschritte	Stand		5–10 Schritte	4 x	5–10
S. 104	Arm und Bein heben	Stand		15 x	3 x	5–10
Übung	Kraft	Grund-stellung	Hilfsmittel	Wieder-holung Bewegung	Wieder-holung Übung	Pause (Sek.)
S. 110	Kniebeugen	Stand		10–15 x	2–3 x	30–60
S. 111	Bein beugen	Stand	Stuhl	10–15 x	2–3 x	30–60
S. 112	Abspreizbewegung in der Hüfte stehend	Stand	Stuhl	10–15 x	2–3 x	30–60
S. 113	Brücke und Brücke einbeinig	Rücken-lage	Matte	10–15 x	2–3 x	30–60
S. 114	Abspreizbewegung in der Hüfte liegend	Seitlage	Matte	10–15 x	2–3 x	30–60

Übung	**Ausdauer**	Ort	Dauer (Min.)			
S. 100/ 101	Crosstrainer oder Fahrrad-Ergometer	zu Hause	10–30			
	oder Fahrradfahren	draußen	10–30			
	oder sportliches Gehen	draußen	10–30			
Übung	**Dehnen**	Grund-stellung	Hilfsmittel	Dehnung halten (Sek.)	Wieder-holung Übung	Pause (Sek.)
S. 133	Dehnung Ober-schenkelinnenseite	Stand		20	2–3 x	10–20
S. 134	Wadendehnung	Stand		20	2–3 x	10–20
S. 135	Hüftbeugerdehnung	Stand		20	2–3 x	10–20
S. 136	Dehnung Ober-schenkelrückseite	Rücken-lage	Matte	20	2–3 x	10–20
S. 137	Dehnung Ober-schenkelvorderseite	Stand	Stuhl	20	2–3 x	10–20

Hüftarthrose – Fortgeschrittene

Übung	Aufwärmen	Grund-stellung	Hilfsmittel	Wieder-holung Bewegung	Wieder-holung Übung	Pause (Sek.)
S. 97	Bein ziehen	Stand	Stuhl	10 x	2 x	10–20
S. 98	Bein kreisen	Stand	Stuhl	10 x	2 x	10–20
Übung	Koordination/ Gleichgewicht	Grund-stellung	Hilfsmittel	Wieder-holung Bewegung	Wieder-holung Übung	Pause (Sek.)
S. 102	Auf einer Linie gehen	Stand		5–10 Schritte	4 x	5–10
S. 103	Seitwärtsschritte	Stand		5–10 Schritte	4 x	5–10
S. 105	Einbeinstand	Stand		10 Sek.	2–3 x	5–10
S. 106	Einbeinige Rumpf-vorbeuge	Stand	Stuhl	10 Sek.	2–3 x	5–10
Übung	Kraft	Grund-stellung	Hilfsmittel	Wieder-holung Bewegung	Wieder-holung Übung	Pause (Sek.)
S. 110	Kniebeugen	Stand		10–15 x	3 x	30–60
S. 115	Rumpfbeuge	Stand		10–15 x	3 x	30–60
S. 116	Ausfallschritte	Stand		10–15 x	3 x	30–60
S. 117	Sumo-Kniebeugen	Stand		10–15 x	3 x	30–60
S. 113	Brücke und Brücke einbeinig	Rücken-lage	Matte	10–15 x	2–3 x	30–60
S. 114	Abspreizbewegung in der Hüfte liegend	Seitlage	Matte	10–15 x	2–3 x	30–60

Übung	**Ausdauer**	Ort	Dauer (Min.)			
S. 100/ 101	Crosstrainer oder Fahrrad-Ergometer	zu Hause	15–40			
	oder Fahrradfahren	draußen	15–40			
	oder sportliches Gehen	draußen	15–40			
Übung	**Dehnen**	Grund-stellung	Hilfsmittel	Dehnung halten (Sek.)	Wieder-holung Übung	Pause (Sek.)
S. 133	Dehnung Ober-schenkelinnenseite	Stand		20	2 x	10–20
S. 134	Wadendehnung	Stand		20	2 x	10–20
S. 135	Hüftbeugerdehnung	Stand		20	2 x	10–20
S. 136	Dehnung Ober-schenkelrückseite	Rücken-lage	Matte	20	2 x	10–20
S. 137	Dehnung Ober-schenkelvorderseite	Stand	Stuhl	20	2 x	10–20

Hüftarthrose – Geräte

Übung	**Aufwärmen**	Grundstellung	Dauer (Min.)		
S. 100	Crosstrainer	Stand	10		
Übung	**Koordination/ Gleichgewicht**	Grundstellung	Übung halten (Sek.)	Wiederholung Übung	Pause (Sek.)
S. 107	Matte	Stand	10	2–3 x	5–10
S. 109	Luftkissen	Stand	10	2–3 x	5–10
S. 108	Einbeinstand mit Ball	Stand	10	2–3 x	5–10
Übung	**Kraft**	Grundstellung	Wiederholung Bewegung	Wiederholung Übung	Pause (Sek.)
S. 123	Beinpresse	Sitzen	8–12 x	2–3 x	60–90
S. 125	Adduktoren-Maschine	Sitzen	8–12 x	2–3 x	60–90
S. 124	Abduktoren-Maschine	Sitzen	8–12 x	2–3 x	60–90
S. 126	Hip-Machine, Hüftextension	Stand	8–12 x	2–3 x	60–90
S. 127	Hip-Machine, Hüftflexion	Stand	8–12 x	2–3 x	60–90
S. 128	Ausfallschritte mit Gewicht	Stand	8–12 x	2–3 x	60–90
Übung	**Ausdauer**		Dauer (Min.)		
S. 100/ 101	Crosstrainer oder Fahrrad-Ergometer		20–60		

▶▶

Übung	**Dehnen**	Grund-stellung	Hilfsmittel	Dehnung halten (Sek.)	Wieder-holung Übung	Pause (Sek.)
S. 133	Dehnung Ober-schenkelinnenseite	Stand		20	2 x	10–20
S. 134	Wadendehnung	Stand		20	2 x	10–20
S. 135	Hüftbeugerdehnung	Stand		20	2 x	10–20
S. 136	Dehnung Ober-schenkelrückseite	Rücken-lage	Matte	20	2 x	10–20
S. 137	Dehnung Ober-schenkelvorderseite	Stand	Stuhl	20	2 x	10–20

Trainingspläne Kniearthrose

Kniearthrose – Einsteiger

Übung	Aufwärmen	Grund-stellung	Hilfsmittel	Wieder-holung Bewegung	Wieder-holung Übung	Pause (Sek.)
S. 97	Bein ziehen	Stand	Stuhl	10 x	2 x	10–20
S. 99	Bein strecken und beugen	Sitzen	Stuhl	10–15 x	3 x	10–20
Übung	**Koordination/ Gleichgewicht**	Grund-stellung		Wieder-holung Bewegung	Wieder-holung Übung	Pause (Sek.)
S. 102	Auf einer Linie gehen	Stand		5–10 Schritte	4 x	5–10
S. 103	Seitwärtsschritte	Stand		5–10 Schritte	4 x	5–10
S. 104	Arm und Bein heben	Stand		15 x	3 x	5–10
Übung	**Kraft**	Grund-stellung	Hilfsmittel	Wieder-holung Bewegung	Wieder-holung Übung	Pause (Sek.)
S. 118	Knie strecken und beugen	Sitzen	Stuhl	10–15 x	2–3 x	30–60
S. 111	Bein beugen	Stand	Stuhl	10–15 x	2–3 x	30–60
S. 119	Auf die Fußballen stellen	Stand	Stuhl	10–15 x	2–3 x	30–60
S. 121	Drehung im Unterschenkel	Sitzen	Stuhl	10–15 x	2–3 x	30–60
S. 113	Brücke und Brücke einbeinig	Rücken-lage	Matte	10–15 x	2–3 x	30–60
S. 110	Kniebeugen	Stand		10–15 x	2–3 x	30–60

▶▶

Übung	**Ausdauer**	Ort	Dauer (Min.)			
S. 100/ 101	Crosstrainer oder Fahrrad-Ergometer	zu Hause	10–30			
	oder Fahrradfahren	draußen	10–30			
	oder sportliches Gehen	draußen	10–30			
Übung	**Dehnen**	Grund- stellung	Hilfsmittel	Dehnung halten (Sek.)	Wieder- holung Übung	Pause (Sek.)
S. 133	Dehnung Ober- schenkelinnenseite	Stand		20	2–3 x	10–20
S. 134	Wadendehnung	Stand		20	2–3 x	10–20
S. 135	Hüftbeugerdehnung	Stand		20	2–3 x	10–20
S. 136	Dehnung Ober- schenkelrückseite	Rücken- lage	Matte	20	2–3 x	10–20
S. 137	Dehnung Ober- schenkelvorderseite	Stand	Stuhl	20	2–3 x	10–20

Kniearthrose – Fortgeschrittene

Übung	Aufwärmen	Grund-stellung	Hilfsmittel	Wieder-holung Bewegung	Wieder-holung Übung	Pause (Sek.)
S. 97	Bein ziehen	Stand	Stand	10 x	2 x	10–30
S. 99	Bein strecken und beugen	sitzen	Stuhl	15–20 x	3 x	10–20
Übung	**Koordination/ Gleichgewicht**	Grund-stellung	Hilfsmittel	Wieder-holung Bewegung	Wieder-holung Übung	Pause (Sek.)
S. 102	Auf einer Linie gehen	Stand		5–10 Schritte	4 x	5–10
S. 103	Seitwärtsschritte	Stand		5–10 Schritte	4 x	5–10
S. 105	Einbeinstand	Stand		10 Sek.	2–3 x	5–10
S. 106	Einbeinige Rumpfvorbeuge	Stand	Stuhl	10 Sek.	2–3 x	5–10
Übung	**Kraft**	Grund-stellung	Hilfsmittel	Wieder-holung Bewegung	Wieder-holung Übung	Pause (Sek.)
S. 110	Kniebeugen	Stand		10–15 x	3 x	30–60
S. 115	Rumpfbeuge	Stand		10–15 x	3 x	30–60
S. 116	Ausfallschritte	Stand		10–15 x	3 x	30–60
S. 117	Sumo-Kniebeugen	Stand		10–15 x	3 x	30–60
S. 113	Brücke und Brücke einbeinig	Rücken-lage	Matte	10–15 x	2–3 x	30–60
S. 120	Zehenspitzen drücken auf Treppe	Stand	Treppe	10–15 x	3 x	30–60

Übung	**Ausdauer**	Ort	Dauer (Min.)			
S. 100/ 101	Crosstrainer oder Fahrrad-Ergometer	zu Hause	15–40			
	oder Fahrradfahren	draußen	15–40			
	oder sportliches Gehen	draußen	15–40			
Übung	**Dehnen**	Grund-stellung	Hilfsmittel	Dehnung halten (Sek.)	Wieder-holung Übung	Pause (Sek.)
S. 133	Dehnung Ober-schenkelinnenseite	Stand		20	2–3 x	10–20
S. 134	Wadendehnung	Stand		20	2–3 x	10–20
S. 135	Hüftbeugerdehnung	Stand		20	2–3 x	10–20
S. 136	Dehnung Ober-schenkelrückseite	Rücken-lage	Matte	20	2–3 x	10–20
S. 137	Dehnung Ober schenkelvorderseite	Stand	Stuhl	20	2–3 x	10–20

Kniearthrose – Geräte

Übung	**Aufwärmen**	Dauer (Min.)			
S. 101	Fahrrad-Ergometer	10–15			
Übung	**Koordination/ Gleichgewicht**	Grundstellung	Bewegung halten (Sek.)	Wiederholung Übung	Pause (Sek.)
S. 107	Matte	Stand	10	2–3 x	5–10
S. 108	Einbeinstand mit Ball	Stand	10	2–3 x	5–10
S. 109	Luftkissen	Stand	10	2–3 x	5–10
Übung	**Kraft**	Grundstellung	Wiederholung Bewegung	Wiederholung Übung	Pause (Sek.)
S. 123	Beinpresse	Sitzen	8–12 x	2–3 x	60–90
S. 129	Beinstrecker	Sitzen	8–12 x	2–3 x	60–90
S. 125	Adduktoren-Maschine	Sitzen	8–12 x	2–3 x	60–90
S. 130	Beinbeuger	Sitzen	8–12 x	2–3 x	60–90
S. 131	Wadenheben im Stehen	Stand	8–12 x	2–3 x	60–90
Übung	**Ausdauer**	Dauer (Min.)			
S. 100/ 101	Fahrrad-Ergometer oder Crosstrainer	20–60			

Übung	Dehnen	Grund-stellung	Hilfsmittel	Dehnung halten (Sek.)	Wieder-holung Übung	Pause (Sek.)
S. 133	Dehnung Ober-schenkelinnenseite	Stand		20	2 x	10–20
S. 134	Wadendehnung	Stand		20	2 x	10–20
S. 135	Hüftbeugerdehnung	Stand		20	2 x	10–20
S. 136	Dehnung Ober-schenkelrückseite	Rücken-lage	Matte	20	2 x	10–20
S. 137	Dehnung Ober-schenkelvorderseite	Stand	Stuhl	20	2 x	10–20

Bibliografische Information der Deutschen Nationalbibliothek
Die Deutsche Nationalbibliothek verzeichnet diese Publikation in der deutschen
Nationalbibliografie; detaillierte bibliografische Daten sind im Internet über
http://dnb.ddb.de/ abrufbar.

ISBN 978-3-89993-950-7 (Print)
ISBN 978-3-8426-8866-7 (EPUB)
ISBN 978-3-8426-8865-0 (PDF)

Fotos:
Titelfoto: Karl Huber Fotodesign, Nagold, Alexander Huber
Karl Huber Fotodesign, Nagold, Alexander Huber: 5, 6/7, 23, 27, 76/77, 81, 97-137, 139
Fotolia.com: bilderzwerg: 9; Whyona: 18; Alexander Raths: 44; whitestorm: 45
(oben); and.one: 45 (Mitte); Sea Wave: 45 (unten); tashka2000: 46 (oben); tanyasid:
46 (unten); Grafvision: 47 (oben); Gresei: 47 (unten); Picture-Factory: 51; Boggy: 53
Henker: 11
Christian Wyrwa: 28/29

2. Auflage

© 2024 humboldt
Die Ratgebermarke der Schlütersche Fachmedien GmbH
Hans-Böckler-Allee 7, 30173 Hannover
www.humboldt.de
www.schluetersche.de

Aus Gründen der besseren Lesbarkeit wurde in diesem Buch die männliche Form
gewählt, nichtsdestoweniger beziehen sich Personenbezeichnungen gleichermaßen
auf Angehörige des männlichen und weiblichen Geschlechts sowie auf Menschen,
die sich keinem Geschlecht zugehörig fühlen.
Autoren und Verlag haben dieses Buch sorgfältig erstellt und geprüft. Für eventuelle
Fehler kann dennoch keine Gewähr übernommen werden. Weder Autoren noch
Verlag können für eventuelle Nachteile oder Schäden, die aus in diesem Buch
vorgestellten Erfahrungen, Meinungen, Studien, Therapien, Medikamenten,
Methoden und praktischen Hinweisen resultieren, eine Haftung übernehmen.
Insgesamt bieten alle vorgestellten Inhalte und Anregungen keinen Ersatz für eine
medizinische Beratung, Betreuung und Behandlung.
Etwaige geschützte Warennamen (Warenzeichen) werden nicht besonders kenntlich
gemacht. Daraus kann nicht geschlossen werden, dass es sich um freie Warennamen
handelt.

Lektorat: Linda Strehl, München
Layout: Groothuis, Lohfert, Consorten, Hamburg
Covergestaltung: semper smile Werbeagentur GmbH, München
Satz: Die Feder · Werbeagentur GmbH, Wetzlar
Druck und Bindung: Gutenberg Beuys Feindruckerei GmbH, Langenhagen

Gedruckt mit mineralölfrei hergestellten Druckfarben und Strom aus erneuerbaren Energien.
Die eingesetzten Klebe- und Bindestoffe entsprechen den derzeitigen Umweltstandards, die
vom RAL Institut für Gütesicherung und Kennzeichnung geprüft wurden. Die Druckplatten-
entwicklung erfolgte mit reduziertem Einsatz von Chemikalien.